医院消毒供应中心（室）知识问答

（第 2 版）

东南大学出版社
SOUTHEAST UNIVERSITY PRESS
·南京·

图书在版编目（CIP）数据

医院消毒供应中心（室）知识问答/ 宋瑾，庄若主编.
—2版.— 南京：东南大学出版社，2016.12
ISBN 978 - 7 - 5641 - 6933 - 6

Ⅰ．①医… Ⅱ．①宋…②庄… Ⅲ．①医院－消毒－
问题解答 Ⅳ．①R187 - 44

中国版本图书馆 CIP 数据核字（2016）第 317010 号

医院消毒供应中心（室）知识问答（第 2 版）

出版发行	东南大学出版社
出 版 人	江建中
社　　址	南京市四牌楼 2 号
邮　　编	210096
经　　销	全国各地新华书店
印　　刷	兴化印刷有限责任公司
开　　本	787 mm×1092 mm　1/32
印　　张	6.25
字　　数	164 千
版　　次	2016 年 12 月第 2 版
印　　次	2016 年 12 月第 1 次印刷
书　　号	ISBN 978 - 7 - 5641 - 6933 - 6
定　　价	20.00 元

（本社图书若有印装质量问题，请直接与营销部联系，电话：025－83791830）

《医院消毒供应中心（室）知识问答》
（第2版）
编者名单

主　编　宋　瑾　庄　若

副主编　黄　进　钱云娟　张　勤

编　委（以姓氏笔画为序）

王艳花　王瑞英　方　莉　江丽华

何东萍　张　芳　林素英　林　霞

胡晴霞　程　萍

顾　问　霍孝蓉

主　审　朱娅萍

前　言

自 2009 年 4 月卫生部颁布医院消毒供应中心(CSSD)三项强制性卫生行业标准(以下简称"三项标准")以来,各地卫生行政部门及医疗机构认真贯彻落实三项标准,纷纷建立了与医院规模、任务和发展相适应的消毒供应中心,并将全院可重复使用的诊疗器械、器具和用品全部纳入到 CSSD 清洗消毒灭菌,较好地开展了可重复使用器械、器具和用品的集中管理,达到了医院 CSSD 人员、设备、物品等资源共享,同时使 CSSD 管理更科学、质量更优化、服务更全面。

2007 年出版的《医院消毒供应中心(室)知识问答》至此时虽已经过九个春秋,但书中大部分问与答仍与现有 CSSD 专业发展、相关规范标准接轨。考虑到近年来各地 CSSD 对口腔专科器械、眼科精密器械、外来医疗器械、内镜(腔镜)器械等进行了集中管理,CSSD 的服务范畴逐步拓宽,工作内容不断细化,工作过程时有问题、尚有一些疑惑,为此本书是在 2007 年出版的《医院消毒供应中心(室)知识问答》基础上结合 CSSD 及相关内容最新规范、标准编写的,其目的是帮助各医疗机构 CSSD 人员方便、简捷地了解和掌握 CSSD 相关专业知识,解疑释惑,达到共同提高专业水平。

全书有十四章 434 题,内容包括:CSSD 建筑设计与布局、标准预防与手卫生、回收分类技术、清洗技术、检查包装技术、装载灭菌技术、储存与发放技术、消毒与灭菌监测技术、外来医疗器械与植入物清洗消毒灭菌技术、动力工具清洗消毒灭菌技术、精密器械清洗消毒灭菌技术、内镜(腔镜)清洗消毒灭菌技术、口腔诊疗器械清洗消毒灭菌技术、区域化消毒供应中心管理技术。本书内容的编写与安排,既按照诊疗器械、器具和用品处理的十个操作步骤:回收、分类、清洗、消毒、干燥、包装、装载、灭菌、储存与发放顺序编写,同时又按照专科器械进行分类阐述,内容与CSSD人员实际工作相适应,可作为同行日常工作解疑释惑、培训与考核、自学阅读的"好伙伴",是一本简明扼要的参考书籍。

由于时间仓促和编者的水平有限,书中难免存在不足之处,希望护理同仁及广大读者批评指正。

编者

2016.12

目　录

第一章　CSSD 建筑设计与布局 ……………………………………… 1

第二章　标准预防与手卫生 …………………………………………… 4

第三章　回收分类技术 ………………………………………………… 9

第四章　清洗技术 ……………………………………………………… 14

第五章　检查包装技术 ………………………………………………… 36

第六章　装载灭菌技术 ………………………………………………… 51

第七章　储存与发放技术 ……………………………………………… 68

第八章　消毒与灭菌监测技术 ………………………………………… 72

第九章　外来医疗器械与植入物清洗消毒灭菌技术 ……… 77

第十章　动力工具清洗消毒灭菌技术 ………………………… 82

第十一章　精密器械清洗消毒灭菌技术 ……………………… 90

第十二章　内镜(腔镜)清洗消毒灭菌技术 …………………… 94

第十三章　口腔诊疗器械清洗消毒灭菌技术 ……………… 115

第十四章　区域化消毒供应中心管理技术 ………………… 122

附录 1　WS310.1—2009《医院消毒供应中心
　　　　　第 1 部分:管理规范》 ………………………… 125

附录 2　WS310.2—2009《医院消毒供应中心
　　　　　第 2 部分:清洗消毒及灭菌技术操作规范》 ……… 135

附录 3　WS310.3—2009《医院消毒供应中心
　　　　　第 3 部分:清洗消毒及灭菌效果监测标准》 ……… 155

附录 4　WS/T367—2012《医疗机构消毒技术规范》 ……… 168

参考文献 ………………………………………………………………… 189

第一章　CSSD 建筑设计与布局

1. CSSD 建筑要求的基本原则是什么？

答：医院 CSSD 建筑要求的基本原则是在对 CSSD 新建、扩建和改建时，应遵循医院感染预防与控制的原则，遵守法律法规对医院建筑和职业防护的相关要求，进行充分认证，依据与医院规模、任务和发展规划相适应，按照建筑面积得当、工作流程合理、三区划分明确、资源共享的集中化管理原则进行设计。

2. CSSD 的周围环境有何要求？

答：CSSD 的周围环境应清洁、无污染源，区域相对独立，远离垃圾集中场所、焚化池、公厕、煤堆等。

3. 简述划分 CSSD 工作区域的基本原则。

答：CSSD 工作区域的划分应遵循以下基本原则：

（1）物品由污到洁，不交叉，不逆流。

（2）空气流向由洁到污。有新风设施的 CSSD，应保持去污区相对负压，检查包装及灭菌区相对正压；无新风设施（采用自然通风）的 CSSD 应考虑自然风向作用，原则上应保持去污区在自然风向的末端，检查包装及灭菌区在自然风向的始端，尽可能减少自然风向造成的环境污染。

4. CSSD 建筑布局可分为哪两大区域？各区域分别包括哪些内容？

答：CSSD 建筑布局可分为工作区和辅助区两大区域。

（1）工作区域包括去污区、检查包装及灭菌区、无菌物品存放区。

（2）辅助区域包括工作人员更衣室、值班室、办公室、学习室、卫生间等。

5. 何谓 CSSD 去污区？该区域内的温度、相对湿度及通风要求有哪些？

答：CSSD 去污区是对医院可重复使用诊疗器械、器具和物品进行回收、分类、清洗、消毒（包括运送器具清洗消毒）的区域，为污染区域。该区域内的温度应为16～21℃，相对湿度为 30%～60%；无新风设施的去污区应采用自然通风，有新风设施的去污区其换气次数应≥10 次/h。

6. 何谓 CSSD 检查包装及灭菌区？该区域内的温度、相对湿度及通风要求有哪些？

答：CSSD 检查包装及灭菌区是对去污后的诊疗器械、器具和物品进行检查、装配、包装及灭菌的区域，为清洁区域。敷料检查包装间也属于该区域。该区域内的温度应为 20～23℃，相对湿度为 30%～60%；无新风设施的检查包装及灭菌区可在该区域工作结束后采用自然通风，有新风设施的检查包装及灭菌区其换气次数应≥10 次/h。

7. 何谓 CSSD 无菌物品存放区？该区域内的温度、相对湿度及通风要求有哪些？

答：CSSD 无菌物品存放区是储存、保管、发放无菌物品的区域，为清洁区。

该区域内的温度应≤24℃，相对湿度≤70%，无新风设施的检查包装及灭菌区可在该区域工作结束后采用自然通风，有新风设施的无菌物品存放区其换气次数应≥4 次/h。

8. CSSD 去污区、检查包装及灭菌区、无菌物品存放区三区域之间设计有何要求?

答:CSSD 的平面设计应利于实现"物品由污到洁,人员由洁到污"的工作流程,不得出现交叉或反流,三区域之间设计时应考虑以上原则,并做到:

(1)各区域之间应设有实际屏障,如去污区与检查包装及灭菌区、无菌物品存放区之间;检查包装及灭菌区与无菌物品存放区之间。

(2)去污区与检查包装及灭菌区之间应设洁污物品传递通道;并分别设立人员出入缓冲间。

(3)检查包装及灭菌区与无菌物品存放区之间可不设立缓冲区。

(4)实际屏障分别有清洗设备、灭菌设备及其他隔断等。

9. 检查包装及灭菌区是否一定要设置洁具间?

答:检查包装及灭菌区域属于工作区域,该区域为清洁区。一般情况下,检查包装及灭菌区可设置洁具间,方便对该区域的清洁。但当检查包装及灭菌区域面积很小时,可不设置洁具间,该区域使用的洁具可在其他区域集中清洗,分开使用并保持清洁。

10. 检查包装及灭菌区与无菌物品存在区之间是否一定要设置缓冲间?

答:根据《医院消毒卫生标准》(GB15982—2012)中所述,医院消毒供应中心检查包装灭菌区和无菌物品存放区为Ⅲ类环境,两者均为工作区域的清洁区,管理要求基本一致,故检查包装及灭菌区与无菌物品存在区之间可不设缓冲间。

第二章　标准预防与手卫生

11. 何谓标准预防？

答：标准预防是指认定所有血液、体液、分泌物（不包括汗液）、非完整皮肤和黏膜均可能含有可被传播的感染源，应采取相应的隔离和防护措施。

12. 标准预防的措施有哪些？

答：标准预防的措施主要有：

（1）手卫生：洗手和手消毒。

（2）使用个人防护用品：在预期可能接触到血液、体液、分泌物、排泄物或其他有潜在传染性物质时，正确地使用个人防护用品。包括手套、口罩、防护面罩、护目镜、隔离衣、防护服、鞋套、帽子等。

（3）呼吸卫生/咳嗽礼仪：主要针对进入医疗机构、伴有呼吸道感染征象的所有人员，尽早采取感染控制措施，预防呼吸道传染性疾病的传播。

（4）正确安置及运送患者，防止感染原传播。

（5）及时、正确地处理污染的医疗器械、物品、织物和环境，防止其成为感染源的传播媒介。

（6）安全注射：对接受注射者无害；实施注射操作的医护人员不暴露于可避免的危险中；注射的废弃物不对他人造成危害。

13. 为何要强调 CSSD 人员的职业防护？

答：CSSD 人员的工作性质决定了他们在工作期间获得医

院感染的可能性很大,在回收、分类、清洗可重复利用物品的过程中,随时都需与污物接触,且有可能发生各种伤害,如灼伤、利器伤等。为避免潜在感染发生,加强 CSSD 人员的职业防护教育,增强自我防护意识,使其自觉采取防护措施十分必要。

14. CSSD 工作人员个人防护原则有哪些?

答:CSSD 工作人员个人防护原则应遵守:

(1) 根据标准预防原则,采取相应预防措施。

(2) 不同区域工作人员,根据岗位的不同,采取不同防护措施,穿戴相应的防护用品。

(3) 从事消毒灭菌的工作人员,应根据灭菌方法的不同,设定各自不同的重点预防内容。

15. CSSD 应配备哪些职业防护用品?

答:CSSD 应配备以下职业防护用品:防水衣(防水围裙)、口罩、帽子、防护手套、防护鞋、护目镜(或防护面罩)、洗眼装置等。

16. CSSD 人员为何要使用护目镜(或防护面罩)?

答:CSSD 人员在去污区进行手工清洗或倾倒污染液体等操作时,易产生血液或其他体液喷溅,且在清洗物品时会产生气雾、悬滴及残屑残垢等,为防止污染到工作人员的眼部及面部,故在该区域工作的人员操作时可使用护目镜(或防护面罩)。

17. 去污区工作人员着装有何要求?

答:去污区工作人员需对回收的物品进行分类、清点、清洗,此类物品常带有病人的血液、体液,有的具有传染性,因此必须认真做好防护工作。要求穿防水衣(防水围裙),戴口罩、帽子、防护手套,最好戴双层手套,穿防护鞋;进行手工清洗时应戴面罩或护目镜,避免清洗过程中污水溅到面部。着装后仅限在去污区内活动,其他人员不得随意出入去污区。

18. 为何强调在检查包装及灭菌区工作人员也需做好防护?

答:检查包装及灭菌区是对经过清洗消毒过的物品进行检查包装,在此区域应尽可能减少异物或尘埃微粒的污染。灭菌可以杀灭物品上的细菌,但无法去除异物或尘埃微粒,这些异物或尘埃微粒附着在手术器械上,随手术带入患者体内,可产生无菌性炎症或肉芽肿等反应。因此,在检查包装及灭菌区工作人员也需做好防护,着装规范,穿清洁工作服,戴圆帽,保持手卫生;应注意防止尘埃的产生,保持空气洁净,限制无关人员进入。

19. 简述各类消毒灭菌方法需注意哪些防护?

答:根据消毒灭菌方法的不同有如下防护要求:

(1) 热力灭菌:干热灭菌时应防止燃烧;压力蒸汽灭菌时应防止发生爆炸及可能对操作人员造成的灼伤事故。

(2) 紫外线、微波消毒:应避免对人体的直接照射。

(3) 气体化学消毒、灭菌:应防止有害气体的泄漏,每年检测环境中该类气体的浓度并记录留档,确保在国家规定的安全范围之内;对环氧乙烷气体灭菌剂,还应防止燃烧和爆炸事故。

20. 简述工作人员职业暴露处理步骤。

答:工作人员一旦受到职业暴露时,应及时按照以下步骤进行处理:局部紧急处理,报告与记录,暴露的评估,暴露后预防,暴露后随访。

21. 工作人员锐器伤后如何处理?

答:(1) 立即在伤口旁端轻轻挤压,尽可能挤出损伤处的血液,再用肥皂液和流动水清洗,禁止挤压伤口局部。

(2) 伤口冲洗后,及时用 75% 的乙醇或 0.5% 的碘伏进行消毒,并包扎伤口。

(3) 采取针对性的预防措施。

(4) 按相关规定程序上报。

22. 黏膜暴露如何处理?

答:(1) 在眼部和口腔黏膜受到暴露后第一时间和第一现场进行冲洗。

(2) 用洗眼装置反复冲洗眼部。洗眼液可采用自来水、生理盐水或纯化水。

(3) 口腔黏膜受到暴露可采用自来水、生理盐水或纯化水冲洗。

(4) 根据情况决定是否采取进一步措施。

23. 何谓手卫生?

答:手卫生为洗手、卫生手消毒和外科手消毒的总称。

24. 何谓卫生洗手?

答:卫生洗手是指通过机械刷洗和使用抗菌剂的方法以清除手上暂居菌,尽可能的杀灭常居菌,使手部几乎达到无菌状态,降低手的污染程度。

25. 何谓常居菌?

答:常居菌是指能从大部分人体皮肤上分离出来的微生物,是皮肤上持久的固有寄居菌,不易被机械的摩擦清除。如凝固酶阴性葡萄球菌、棒状杆菌类、丙酸菌属、不动杆菌属等。常居菌一般情况下不致病。

26. 何谓暂居菌?

答:暂居菌是指寄居在皮肤表层,常规洗手容易被清除的微生物。直接接触患者或被污染的物体表面时可获得,可随时通过手传播,与医院感染密切相关。

27. 在什么情况下应选择洗手或卫生手消毒？

答：执行手卫生时，选择洗手或卫生手消毒应遵循的原则是：

（1）当手部有血液或其他体液等肉眼可见的污染时，应选择使用肥皂（皂液）和流动水洗手。

（2）手部没有肉眼可见污染时，在操作过程中为节省时间应首选使用速干手消毒剂消毒。

28. CSSD 工作人员洗手有哪些指征？

答：CSSD 工作人员洗手指征有：

（1）戴手套前和脱手套后。

（2）回收污染器械、器具和物品后。

（3）离开去污区前。

（4）进入检查包装灭菌区及无菌物品存放区前。

（5）接触消毒物品和无菌物品前。

29. 如何正确的洗手？

答：洗手时，应先用流动水使双手充分浸湿；再取适量肥皂或者皂液，均匀涂抹至整个手掌、手背、手指和指缝；而后按"七步洗手法"认真揉搓双手至少 15 秒，应注意清洗双手所有皮肤，清洗指背、指尖和指缝、手腕；最后在流动水下彻底冲净双手，用干手巾或纸擦干，取适量护手液护肤。

30. 为何说洗手是 CSSD 预防感染的重要措施？

答：洗手是为了清除和抑制手部皮肤上的微生物包括部分常驻菌和暂居菌，切断通过手部传播感染的途径，它既简单易行，且经济有效，是防止感染扩散，切实做好自身防护的一项重要措施。CSSD 工作人员接触污染器械、器具和物品机会多，常洗手保持手部清洁是 CSSD 预防感染的重要措施。

第三章　回收分类技术

31. 何谓回收?

答:回收是指收集污染的可重复使用的诊疗器械、器具和物品的工作过程。

32. CSSD 工作人员回收可重复使用器械时有哪些要求?

答:CSSD 工作人员回收可重复使用器械时应严格执行消毒隔离原则,着装规范,接触污染器械后应进行快速手消毒;回收、运输中应用清洁手接触公共设施;采用密闭式方式进行器械收集运送,不应在诊疗场所对污染器械、器具和物品进行清点和交换。回收污染器械的用具,每次用后应清洗、消毒、干燥备用。

33. CSSD 去污区域需具备哪些工作条件?

答:CSSD 去污区域需具备:

(1) 充足的水源(自来水、热水、蒸馏水或纯化水)、电源、饱和蒸汽、压缩空气供应装置、酸性氧化电位水等。

(2) 污物回收车、分类台、手工清洗槽、超声清洗机、高压水枪和气枪、烘干机或干燥柜。

(3) 自动清洗消毒器、篮筐、装载车、下送车,根据需要可备周转箱或下送车自动清洗装置。

(4) 个人防护用品:口罩、帽子、面罩或护目镜、手套、防水衣(防水围裙)及防护鞋等。

(5) 工作人员洗手设备、洗眼装置。

(6) 计算机管理系统。

（7）具有与医院污水处理相通的排放管道。

34. CSSD 存放回收污染物品的容器有何要求？

答：CSSD 存放回收污染物品的容器必须考虑其在运送过程中，既方便运送又具有防止污物扩散等特点，为此，应具备以下要求：

（1）防止外溢泄漏。

（2）材质耐刺、耐磨。

（3）安全密闭。

（4）便于清洗消毒。

（5）有清晰的标记等。

35. 使用后的污染器械、器具和物品，临床科室应如何预处理？

答：（1）临床科室人员使用后的重复使用器械、器具和物品应及时冲洗可视污物，防止污物干涸，降低清洗难度。

（2）应将重复使用的诊疗器械、器具和物品与一次性使用物品分开放置。

（3）被朊毒体、气性坏疽及突发不明原因的感染性病原体污染的诊疗器械、器具和物品应用双层黄色塑袋封闭包装并标明感染性疾病的名称，放置于密闭的容器中，由 CSSD 人员单独回收处理。

36. 使用后的污染器械器具和物品，手术室应如何进行现场预处理？

答：手术使用后的器械、器具和物品常有血液、黏液、分泌物等附着，为防止污物干涸，降低清洗难度，应及时去除可视污染物。手术室护士可用潮湿纱布擦拭或冲洗，及时送至 CSSD 清洗；擦拭时禁用生理盐水纱布，防止器械腐蚀；如超过 2 小时不能及时清洗的器械，可用酶稀释液、专用保湿剂喷洒器械表面，或用湿巾遮盖。

37. 如何处理被朊毒体、气性坏疽及突发不明原因的传染病病原体污染的诊疗器械、器具？

答：(1) 应严格执行职业防护和消毒隔离制度。

(2) 运送的工具必须彻底消毒清洗。

(3) 使用的清洁剂、消毒剂一用一换。朊毒体污染的器械用 10 000 mg/L 的有效氯消毒浸泡 15 min；被气性坏疽污染的器械消毒可采用含氯消毒剂 1 000～2 000 mg/L 浸泡消毒 30～45 min，有明显污染物时应采用含氯消毒剂 5 000～10 000 mg/L 浸泡消毒≥60 min，然后按规定清洗，灭菌。

(4) 每次处理工作结束后，工作人员应及时更换个人防护用品，进行手部清洁与消毒。

38. 简述使用含氯消毒剂的注意事项。

答：使用含氯消毒剂时应注意：

(1) 含氯消毒剂应保存在密闭容器内，置于阴凉、干燥、通风处，以减少有效氯的丧失。

(2) 含氯消毒剂应现配现用，配置后的溶液性质不稳定。

(3) 含氯消毒剂有腐蚀及漂白作用，不宜用于金属制品、有色织物及油漆家具的消毒。

(4) 消毒物品时应先冲洗物品表面污物，如有大量污物时应延长作用时间或提高消毒液浓度。

(5) 消毒后的物品应及时用清水冲净，防止腐蚀。

39. 含氯消毒剂属于哪种杀菌剂？

答：含氯消毒剂属于高效消毒剂，能杀灭一切细菌繁殖体（包括结核分枝杆菌）、病毒、真菌及其孢子和绝大多数细菌的芽孢。

40. 影响化学消毒剂使用效果的常见因素有哪些？

答：影响化学消毒剂使用效果的常见因素有：

(1) 消毒剂的浓度与浸泡的时间。

(2) 微生物污染的数量和性质。

(3) 物品表面的洁净度，如有机物的影响。

(4) 化学拮抗物质。

(5) 穿透性和表面张力。

(6) 温度、湿度、酸碱度。

41. 何谓分类？

答：分类是指将回收的污染器械、器具及物品，根据其材质、结构、污染程度、精密程度等不同进行放置及处理，其目的是减少器械损坏，提高清洗质量。

42. 常用分类方法有哪些？

答：(1) 根据材质分类，如金属材质与玻璃器皿不应放在同一清洗篮筐中，避免清洗中损坏。

(2) 根据结构分类，需要拆卸后清洗的复杂器械应放置在同一清洗篮筐中。

(3) 根据精密程度分类，依据厂家提供的说明书或指导手册分类。

(4) 根据临床使用需求分类，按器械归属部门、使用需求的急缓程度归类。

(5) 根据污染程度进行分类，需进行预处理器械应单独分类放置。

(6) 根据器械处理程序进行分类，使用不同清洗程序的器械应分开装载。

43. 如何分类口腔专科器械？

答：分类时可根据口腔专科诊疗器械的危险程度及材质进

行分类。

（1）清洗后需达到灭菌水平的器械：牙科手机，车针，根管治疗器械，牙钳、牙挺拔牙器械，牙周治疗器械等，此类器械需接触病人伤口、血液、破损黏膜或进入人体无菌组织。

（2）清洗后需达到消毒水平的器械：口镜、探针、牙科镊子以及各类用于辅助治疗的物理测量仪器、印模托盘、漱口杯等，此类器械接触病人完整黏膜。

（3）口腔小器械：是指用于牙体、根管预备、修复体调磨抛光等器械，包括车、超声洁牙机头工作针、扩大针、抛光磨头、髓针、根管扩大针、成型片夹、橡皮障夹等，宜采用专用致密器具分类清洗。

44. 如何分类眼科专科器械？

答：应根据其结构及用途分类眼科专科器械。常见的分类有：眼科普通器械及显微器械。眼科显微器械有线镊、显微有齿镊、撕囊镊、人工晶体镊、囊膜剪、角膜剪、显微持针器等，眼科管腔类器械有眼内镊、眼内剪、超声乳化手柄、抽吸灌注手柄等。

45. 如何分类腔镜器械？

答：根据腔镜器械结构可分为硬式内镜及软式内镜。硬式内镜包括宫腔镜、腹腔镜、膀胱镜、关节镜、脑室镜、胸腔镜、阴道镜等；软式内镜包括胃镜、支气管镜、喉镜、肠镜等。

第四章 清洗技术

46. 何谓清洗？

答：清洗是指去除医疗器械、器具和物品上污物的全过程，包括冲洗、洗涤、漂洗和终末漂洗。

47. 简述清洗的目的。

答：彻底清除器械表面的污物和微生物，预防生物膜形成，保证灭菌质量；避免造成环境与人员的污染。

48. 医疗器械、器具和物品上污染物的种类有哪些？

答：医疗器械器具和物品上污染物的种类有：

（1）有机物污染（医疗器械主要的污染源，如病原微生物、血液、体液、排泄物、分泌物等）。

（2）无机物污染（可造成器械材质的变色、点蚀和其他变性，如人体血液及组织中的钙、镁、钾、钠、磷等无机物以及清洗用水中的无机物）。

（3）微粒污染（环境中空气的灰尘、新器械的金属屑、棉布纤维等）。

49. 影响清洗质量的常见因素有哪些？

答：影响清洗质量的常见因素有：

（1）污染物的性状、量、污染时间。

（2）器械材质、类型、结构。

（3）应用自动清洗设备时的装载方法、装载量。

（4）水质、清洁剂类型、质量、浓度、pH 值。

（5）清洗方式、程序(温度、时间、机械力)。

（6）清洗设备运行状况。

（7）操作人员工作严谨性及专业技术能力。

50. 简述器械清洗的原则。

答：器械清洗的原则有：

（1）根据器械材质和精密程度选择有效的清洗方法。耐湿、耐热的器械首选机械清洗方法，不耐湿、耐热的器械采用手工清洗，精密、贵重的器械清洗应遵循生产厂家提供的使用说明书和指导手册。

（2）器械去污程序应遵循先清洗后消毒原则；特殊感染器械应先消毒后清洗。

（3）器械清洗后应符合清洗质量标准。

（4）应有相应清洗操作规程。

（5）应开展日常和定期清洗质量检测，做好记录，对存在的质量问题分析改进。

51. 简述手工清洗的优缺点。

答：手工清洗其优点是可以对结构复杂、细小精密器械进行拆分，逐一清洗，避免器械混淆。其缺点是人为影响因素较大，清洗质量不稳定，人力成本大，对工作人员及环境的保护作用不及机械清洗。

52. 简述浸泡的作用。

答：使用污染后的器械采用含有合适溶度的清洁剂介质浸泡，达到对污染器械的湿润、分散、乳化和促进污物溶解的去污作用，有效的浸泡可以提高器械的清洗质量。

53. 何谓机械清洗？简述机械清洗的优点。

答：机械清洗是指利用清洗设备完成清洗消毒的方法。机械清洗具有自动化、程序化、标准化和清洗效率高等优点；清洗设备自带热力消毒功能，避免运用化学消毒剂浸泡消毒器械的腐蚀作用。机械清洗是医疗器械、器具和物品清洗采用的首选方法。

54. 常见的清洗设备、设施有哪些？

答：常见的清洗设备、设施有全自动清洗消毒器、超声清洗机、水处理系统、干燥柜、手工清洗槽、压力水枪、压力气枪、洗眼器、器械分类操作台、转运车、各种规格的清洗篮筐、各种物品的清洗架、清洗剂、刷子、标识、电脑记录系统、冷热自来水、酸性氧化电位水生成器等。

55. 自动清洗消毒器可分为几类？

答：全自动清洗消毒器可分为单舱（喷淋、超声波）清洗消毒器、多舱（喷淋、超声波）清洗消毒器、大型清洗消毒器。

56. 简述自动清洗消毒器的工作原理。

答：自动清洗消毒器是通过自动控制清洗舱内的水流量、水压、温度、清洁剂剂量等重要参数，并使物品在所要求的温度下维持一定的时间，实现清洗和消毒的目的。物品在清洗消毒器中可以自动完成从清洗、消毒到干燥的过程。

57. 自动清洗消毒器一个完整的工作程序包含了哪些内容？

答：自动清洗消毒器一个完整的工作程序包含预清洗、主洗（加酶清洗）、漂洗冲洗、终末漂洗、器械润滑、消毒和干燥等几个过程，且各个程序可以同时进行。

58. 简述自动多舱清洗消毒器的优缺点。

答：自动多舱清洗消毒器可以多舱同时工作，批处理量大，节省工作时间。缺点是占地面积大，如果单舱出现问题可能影响整个设备的运行。

59. 简述自动清洗消毒器的操作规程。

答：自动清洗消毒器的操作规程是：

（1）开机。检查电源、水处理设备、蒸汽或压缩空气、清洗剂和润滑剂量、打印设备或清洗数据关联的计算机、清洗机卫生、清洗机喷水口及门封圈，确保在正常状况。

（2）准备合适的清洗架，装载待清洗物品。

（3）根据物品选择清洗程序。

（4）严密观察运行状况，发现问题及时处理。

（5）清洗结束，及时清洁清洗舱、底部过滤网和载物车。

（6）保养机器，检查清洁剂及软水机耗盐量情况，及时补充并记录。

60. 简述自动清洗消毒器常用程序、水质、温度和时间参数的要求。

答：自动清洗消毒器常用程序、水质、温度和时间参数的要求如下：

（1）预清洗（软水）：水温 20～35℃，时间 1～3 min。

（2）洗涤（软水）：水温 35～45℃，时间至少 5 min。

（3）2 次漂洗（软水或纯化水）：水温 35～45℃（也可冷水），时间 1～2 min。

（4）终末漂洗、消毒（纯化水）：90℃，根据需要设定消毒时间 1 min 或 5 min 以上。一般在 70℃ 自动投入润滑剂。

（5）干燥：70～90℃，15～20 min。

需注意的是：不同自动清洗消毒机其参数设置可能不相同。

61. 为何要关注自动清洗消毒器运行过程中的参数？

答：因为只有关注自动清洗消毒器的参数才能确认清洗流程的完整性、准确性和有效性，确保器械的清洗质量。在机械清洗时特别要关注各程序温度、时间,以及清洗剂使用状况及浓度;消毒时的 A_0 值与所清洗的物品要求是否一致,润滑剂的使用状况和浓度等。

62. 简述机械清洗装载要求。

答:机械清洗装载要求:

(1) 应按照设备使用操作说明进行装载物品。

(2) 选择合适清洗架:管腔器械、内镜、管路、口腔科手机等放置专用清洗架,确保清洗质量。

(3) 适量装载量:建议根据设备机械力、清洗质量的验证等相关因素,装入适量的待清洗物品。装载过多,重叠放置会影响清洗质量。

(4) 装载方式:有关节和轴节的器械要充分打开至最大角度,碗和弯盘不应重叠放置,瓶和器皿需倒空,细小器械要放入带盖的篮筐内,确保旋臂自由转动。

(5) 物品装载入清洗器要确定出水口对位准确,保证冲洗效果。

63. 简述机械清洗卸载要求。

答:机械清洗卸载要求:

(1) 确认清洗程序完成,戴防烫手套取出清洗后物品。

(2) 器械放置 5 分钟后观察器械是否干燥,应无水迹。

(3) 呼吸机管路如管腔内尚未干燥应放干燥柜内悬挂彻底干燥。

(4) 每批次评价清洗质量。

(5) 如清洗质量不符合要求,应退回去污区重新清洗至合格。

(6) 注意轻拿轻放,防止已清洗器械落地。

64. 简述机械清洗使用注意事项。

答:机械清洗使用注意事项:

(1)有锈器械应除锈后放入机洗,以免锈蚀传播给同批次其他器械。

(2)不应随意改变清洗消毒器程序和参数。

(3)确认清洗程序有效性。观察打印记录并签字确认留存,或做好电脑清洗数据的维护。

(4)设备运行过程中要观察清洁剂及润滑剂的使用情况。

(5)做好设备的日常维护(如清洗设备舱内、过滤网、喷水臂等卫生,门封有无积垢、弹性是否良好,泵管有无老化现象),确保设备正常使用。

65. 清洗消毒器什么情况下应进行清洗质量验证?

答:清洗消毒器新安装、更新、大修(循环泵维修或更换、更换电脑主板)、改变装载方式、更换清洁剂和消毒方法时应进行清洗质量验证。每年应对清洗器性能校验。

66. 简述大型清洗机的安装条件。

答:大型清洗机应具备以下安装条件:

(1)CSSD建筑规划时应考虑地坑的预留,通常地坑深度应不小于15 cm。

(2)大型清洗器重量通常超过2吨,设计位置时应充分考虑地面的承重能力。

(3)大型清洗消毒器运行时清洗介质需求量大,应在项目早期阶段考虑存放介质容量。

(4)根据设备说明书具体要求提供安装条件。

67. 简述大型清洗消毒器的使用范围。

答:大型清洗机不同的型号其参数设置也不同,所能清洗的物品有一定的差异。选择设备时应根据实际使用需求考虑标准适用性。参数符合 ISO 15883—2 清洗消毒器—第2部分要求:

则可以用于手术器械、麻醉设备、换药碗、弯盘、器具、玻璃仪器等物品的清洗和热力消毒。参数符合 ISO/DIS 15883—7 清洗消毒器—第 7 部分要求：则可用于病床、床边设施、推车、转运车、手术床、拖鞋、残疾人设施如轮椅等物品的清洗和消毒。

68. 何谓超声波清洗器？

答：超声波清洗器是利用超声波在水中振荡产生的"空化效应"进行清洗的设备，它可以是独立的，也可以是整个清洗消毒设备中的一部分。

69. 简述超声清洗机的工作原理。

答：超声波清洗器的工作原理是：利用超声波在水中振荡产生"空化效应"进行清洗的设备。超声波发生器发出高频振荡电讯号，通过超声波换能器转换成机械振荡信号，传播到清洗液中去，在清洗液中产生"空化"效应，形成微激波，不断地冲击被清洗物品的表面，使附着在物品表面及缝隙中的污垢松动剥落，对手工清洗难以接触的管腔部分特别有效。配以温水及清洁剂的使用，可更好地达到清洗的目的。

70. 简述超声清洗机的使用范围。

答：超声清洗机适用于金属、玻璃类材质的器械清洗，特别是对形状结构复杂的器械如深孔、盲孔、凹凸槽的器械清洗效果更好。

71. 哪些物品不适宜用超声波清洗器清洗？

答：橡胶、软塑料、镀铬器械、眼科精细器械等材质的物品不适宜用超声波清洗器清洗。

72. 使用超声波清洗机时如何选择其超声频率？

答：使用超声波清洗机时应根据清洗对象选择合适的超声频率。一般超声频率为 20～80 kHz。频率为 20 kHz 时，产生的空化泡大数量少,穿透力较强,适用于清洗大件、粗件和污染性严重器械;频率为 60 kHz 时,左右产生的空化泡数小而多,穿透力较弱,对器械损伤较小,适宜清洗精细、锐利等器械。

73. 简述超声波清洗机使用注意事项。

答:超声波清洗机使用注意事项:

(1) 禁止在无水的情况下操作清洗器。清洗用水加热或进行超声清洗时避免溶液降到操作线 3/8 以下。

(2) 使用以水为主的清洗液,禁止使用含氯清洗液,酒精、汽油或其他可燃性清洁剂,防止火灾、爆炸和损坏机器。

(3) 禁止将清洗物品直接放置于超声清洗器的底部,应采用托盘存放。超声机运转时避免将手伸入腔内。

(4) 首次加水后应除气,清洗时加盖,防止产生气溶胶。

(5) 保持器械浸没在水下,作用过程水温应≤45℃。

(6) 超声时间宜 3~5 min,不超过 10 min。

(7) 长期使用超声清洗机时,应定期进行性能检查。

74. 何谓水处理系统?

答:水处理系统是指清洗用水的制作系统,可分为软水和纯化水制作系统。制水方法主要采用电渗析和树脂交换法。软水系统一般由树脂交换完成,包括工作(产水)、反洗、吸盐(再生)、慢冲洗(置换)、快冲洗五过程;纯水系统包括预处理(石英砂、活性炭和精密过滤装置),主机(增压泵、膜壳、反渗透膜、控制电路等),后处理系统(对制取的纯水进一步处理)。

75. 简述软化水处理系统的工作原理。

答:软化水处理系统的工作原理:全自动钠离子交换器采用离子交换,去除水中的钙镁等结垢离子。当含有硬度离子的原水通过交换器内树脂层时,水中的钙镁离子便与树脂吸附的钠离子发生置换,树脂吸附钙镁离子而钠离子进入水中,这样从交换器内流出的水就是去掉硬度的软水。

76. 何谓软水再生过程?

答:当树脂吸收一定量的钙镁离子后,就必须进行再生,再生过程就是用盐箱中的食盐水冲洗树脂层,把树脂上的硬度离子置换出来,随再生废液排出罐外,树脂又恢复了软化交换功能。

77. 简述生产纯水的工作原理。

答:纯水工作原理:采用反渗透膜技术,对水施加一定的压力,使水分子和离子态的矿物质元素通过反渗透膜产生纯水,而溶解在水中的绝大部分无机盐(包括重金属)、有机物以及细菌、病毒等无法透过。

78. 日常如何维护水处理系统?

答:水处理系统应根据用水量或厂家指导定期对树脂、石英砂、活性炭、过滤膜等进行更换。每半年应对水处理系统进行技术参数校对,建立独立的工作档案,记录设备的运行状态,如:产水量、电导率、工作压力。砂滤、活性炭、树脂、反渗透膜等须按照生产厂家要求或根据水质监测结果进行更换。每天应对水处理设备进行维护和保养,保证供水质量,做好维护记录。

79. 使用水处理系统时需观察哪些参数?

答:软水应观察再生水水质硬度、处理的流量(m^3/h)、反洗时间类型、再生剂储量(kg)、再生剂耗量(kg/再生)、再生耗时(min)、树脂置换的周期(年);纯化水观察制水量(m^3/h)、电导率 $\mu S/cm$(25℃)、pH 值。

80. 终末漂洗为什么一定要用软水或纯化水?

答:用软水或纯化水进行终末漂洗,可以降低水中含有的各种无机离子及其他各种杂质,确保器械的清洗质量,减少对器械、器具和物品的腐蚀。

81. 蒸馏水适用于消毒供应中心用水吗？

答：不适用。因为蒸馏水制作过程费时、耗水量大、耗水成本高。

82. 简述影响水质的因素有哪些？

答：影响水质的因素有：水源本身污染、水处理系统污染（包括管道、储水装置、出水口等）、过滤器未及时更换、水处理系统制水效果差、水处理系统未进行定期消毒产生生物膜、储水容器未及时消毒和更换、未按要求操作等。

83. 简述酸性氧化电位水制作原理。

答：酸性氧化电位水是一种具有高氧化还原电位（ORP）、低 pH、含低浓度有效氯的无色透明液体。氧化电位水生成机将适量低浓度的氯化钠溶液加入隔膜式电解槽内，通过电解在阳极侧氯离子生成氯气，氯气与水反应生成次氯酸和盐酸；同时水在阳极电解，生成氧气和氯离子，使阳极一侧产生的液体达到：pH2.0～3.0，氧化还原电位≥1 100 mV，有效氯浓度为 50～70 mg/L，残留氯离子＜1 000 mg/L。

84. 简述酸性氧化电位水适用范围。

答：酸性氧化电位水可用于手工清洗后不锈钢和其他非金属材质器械、器具和物品包装前的消毒。

85. 有效的酸性氧化电位水主要成分指标有哪些？

答：有效的酸性氧化电位水主要成分指标有：

（1）有效氯含量为 60 mg/L±10 mg/L。

（2）pH 值范围 2.0～3.0。

（3）氧化还原电位（ORP）≥1 100 mV。

（4）残留氯离子＜1 000 mg/L。

86. 简述使用酸性氧化电位水的注意事项。

答:使用酸性氧化电位水时应注意:

(1) 应先彻底清除器械、器具和物品上的有机物,再进行消毒处理。

(2) 酸性氧化电位水对光敏感,有效氯浓度随时间延长而下降,宜现制备现用。

(3) 储存应选用避光、密闭、硬质聚氯乙烯材质制成的容器,室温下贮存不超过 3 d。

(4) 每次使用前,应在使用现场酸性氧化电位水出水口处,分别检测 pH 值和有效氯浓度,检测参数应符合指标要求。

(5) 对铜、铝等非不锈钢的金属器械、器具和物品有一定的腐蚀作用,应慎用。

(6) 不得将酸性氧化电位水和其他药剂混合使用。

(7) 皮肤过敏人员操作时应戴手套。

(8) 酸性氧化电位水长时间排放可造成排水管路的腐蚀,故应每次排放后再排放少量碱性还原电位水或自来水冲洗。

87. 简述高压水/气枪的作用。

答:简述高压水/气枪的作用是:高压水/气枪适用于具有管道及内腔的物品以及硬式、软式内镜的清洗,也可用于物品的风干,使用时应接水或压缩空气。

88. 使用气枪冲洗管道器械和物品时,其气源压力和工作压力分别需多少?

答:使用气枪冲洗管道器械和物品时,其气源压力需 0.45~0.95 MPa;工作压力需 0.1~0.3 MPa。

89. 如何选用清洗毛刷?

答:选用清洗毛刷应注意:

(1) 毛刷材质:根据待清洗的器械种类宜选用软质的棕毛、

塑料或专用的管腔毛刷,因其机械力变形后能恢复原状,不易分叉脱落,具有一定的耐磨性、抗菌性和抗腐蚀性。

(2) 毛刷直径:刷毛直径应保持在不小于管腔直径,又不大于管腔直径 1/8 英寸(1 英寸=2.54 厘米)范围内;既能充分清洁管腔,又不会造成管腔内表面损坏。

(3) 毛刷长度:应比器械管腔长 2 英寸(1 英寸=2.54 厘米),便于器械彻底清洗干净。

90. 普通的棉布、百洁布和不锈钢丝球能作为清洗工具吗?

答:不能。普通棉布棉絮纤维会脱落,宜造成清洗时新的污染;百洁布和不锈钢丝球等硬质清洗工具会造成器械表面保护层的磨损,导致器械生锈和积垢,给清洗带来更大的困难。

91. 简述清洁剂的分类及各自特点。

答:清洁剂主要分四大类:

(1) 碱性清洁剂(pH≥7.5):应对各种有机物有较好的去除作用,可分解脂肪,主要用于油脂污染的器械清洗,对金属腐蚀性小。pH>11 的碱性清洗剂对铝、锌、铜等材质器械有一定腐蚀性,建议加中和剂。

(2) 中性清洁剂(pH6.5～7.5):对金属无腐蚀。

(3) 酸性清洁剂(pH≤6.5):对无机固体粒子有较好的溶解去除作用,对不锈钢器械表面的保护层有一定的腐蚀性,不能作为器械日常保养的处理方法。

(4) 酶清洁剂:含酶的清洁剂,有较强的去污能力,能快速分解蛋白质等多种有机污染物,对器械腐蚀性小。

92. 简述单酶和多酶的作用。

答:酶清剂洁可有效地分解和去除污物,其分为单酶和多酶。单酶只能分解污物中的蛋白质;多酶清洁剂则含有蛋白酶、脂肪酶、淀粉酶、纤维素酶、表面活性剂、络合剂、防锈剂等,可分解所有的有机污物。故可根据物品污染情况,选择酶清洁剂。当酶与自动清洗器、超声波清洗器配合使用时,则清洗效果更佳。

93. 何谓螯合剂?为什么在清洁剂中要加入螯合剂?

答:能够与金属离子(钙、镁、铁)结合生成可溶性螯合物,这种物质称为螯合剂。在清洁剂中加入螯合剂,可以避免水中的金属离子对清洁剂中的其他成分(如酶、碱等成分)产生副作用。

94. 如何保持酶清洁剂最佳清洗效果?

答:保持酶清洁剂最佳清洗效果需注意如下几点:

(1) 配置浓度正确,浸泡时间合适。

(2) 温度不宜过高,水温≤60℃。

(3) 更换时间按照厂家说明书执行。因酶清洁剂中的多酶成分经水激活后其活性仅为 4 h,故建议使用 4 h 更换一次,必要时一用一更换。

95. 简述酶清洁剂的使用原则。

答:酶清洁剂的使用原则:

(1) 选用的清洁剂应符合国家相关标准和规定。

(2) 根据器械的材质、污染物种类选择适宜的清洁剂。

(3) 宜选用液态型清洁剂,不得使用研磨剂类产品,如去污粉等。

(4) 不同的清洁剂不得混合使用。

(5) 塑料和铝质材料的器械不宜使用酸性清洁剂。

(6) 应遵循厂家说明书或其指导使用(如稀释比例、温度、使用方法等)。

96. 如何选择器械润滑剂?

答:器械润滑剂应为水溶性的中性医用白油,成分符合《药典》要求;与人体组织有较好的相容性,不破坏金属材料的透气性、机械性及其他性能。应具有较低的表面张力、较高的表面活性及疏水性。主要用于不锈钢器械。

97. 简述对器械进行润滑保养时的注意事项。

答:器械清洗干燥完毕,应对其进行润滑保养,进行润滑保养时应注意:

(1) 根据润滑剂使用说明书要求,使用纯化水进行浓度比例稀释。

(2) 手工清洗时可将清洗干净的器械置于稀释的溶液中浸泡 30～60 秒,取出后干燥。

(3) 机械清洗时按机械清洗浓度要求稀释,稀释后液体应均匀光滑。

(4) 注意勿用水冲洗或者擦拭润滑后的器械,以免破坏表面保护层。

(5) 润滑剂稀释液不用时应加盖保存。

98. 如何手工清洗呼吸机管路?

答:手工清洗呼吸机管路应:

(1) 冲洗:流动水冲洗管腔内外,去除明显的污迹和黏液。

(2) 浸泡:将管道完全浸泡于 1∶200 含酶清洁剂中 5 min 以上。

(3) 漂洗:流动水反复彻底冲洗管腔内外,直至无清洁剂。

(4) 消毒、冲洗:煮沸或化学消毒。耐高温的可采用煮沸 10 min 消毒;或采用 500 mg/L 含氯消毒剂浸泡消毒 30 min。

(5) 漂洗:流动软水或纯化水彻底冲洗。

(6) 干燥:高压气枪吹干或干燥柜 65℃ ～ 75℃ , 30 ～ 40 min。

99. 如何机械清洗呼吸机管路?

答:机械清洗呼吸机管路应做到:

(1)评估:呼吸机管路的清洁度、数量、清洗架及配件齐全。

(2)装载:将管道口端套在清洗架喷水口,管道悬挂在支架上,管口朝下,不可打折;湿化器拆开挂在支架上;配件放清洗篮筐内。不同科室管道有标识区分。

(3)检查:呼吸机管口连接严密,悬挂在支架上的湿化器及附件放置妥当,标识清楚。

(4)上机:确认管路及配件摆放正确,程序符合要求。

(5)清洗:观察清洗机运转的情况,温度、时间、程序参数是否正常。

(6)卸载:确认 A_0 值是否到 3 000、确认物品干燥程度。

100. 新购器械包装前是否需清洗?如何清洗?

答:新购器械因工厂生产中沉积的工业污渍较难去除,包装前应进行清洗。清洗的方法是在清洗用水中加入碱性清洁剂,注意水温应符合清洁剂使用说明书要求,温度一般 60℃~85℃,根据不锈钢材质级别选择器械浸泡时间,一般 10~20 min,之后用纯水漂洗干净。采用机械清洗时,漂洗时间应相应延长。

101. 何谓器械钝化处理?钝化处理目的是什么?

答:器械钝化处理是指通过特定溶液与金属器械发生作用,在其表面生成稳定膜层的过程。钝化处理是化学清洗中最后一个工艺步骤,也是关键的一步,其目的是在金属表面生成保护膜,减缓腐蚀。

102. 简述清洗后器械、器具和物品常用消毒方法。

答:常用消毒方法有物理消毒方法和化学消毒方法。物理消毒方法一般采用湿热消毒法,如机械热力消毒法、煮沸法;化学消毒方法,如含氯消毒剂浸泡(器械不宜)、酸性氧化电位水冲洗、75%乙醇擦拭或取得卫生行政部门卫生许可批件的消毒药械进行消毒等。

103. 何谓湿热消毒?

答:湿热消毒是指采用高温蒸汽或热水作为消毒介质,具有安全、无毒、环保等优点。细菌繁殖体、病毒和真菌等对其均较敏感,是器械消毒首选方法。

104. 何谓 A_0 值?

答:A_0 值是评价湿热消毒效果的指标,指当以 Z 值表示的微生物杀灭效果为 10 K 时,温度相当于 $80℃$ 的时间(秒)。

105. 湿热消毒器械、器具和物品时如何选择温度和时间?

答:消毒后直接使用的诊疗器械、器具和物品湿热消毒温度和时间为:温度应≥90℃,时间≥5 min,或 A_0 值≥3 000;消毒后继续灭菌处理的诊疗器械、器具和物品其湿热消毒温度应≥90℃,时间≥1 min,或 A_0 值≥600。

106. 简述各类器械、器具和物品的消毒原则。

答:各类器械、器具和物品的消毒原则:

(1)接触完整黏膜的诊疗器械、器具和物品应消毒处理。

(2)耐湿、耐热的器械、器具和物品首选热力消毒方法。

(3)不耐湿耐热器械、器具和物品可采用化学消毒法。

(4)日常和定期监测消毒效果。

(5)消毒及监测记录应留存≥6 个月,备追溯。

(6)器械厂商对使用化学消毒剂或热力消毒后导致材质变性和功能受损的特殊器械有特别说明时,确保清洗质量可不消毒,直接进行检查、包装和灭菌。

107. 清洗消毒后的物品如何进行干燥?

答:清洗消毒后的物品宜首选干燥设备进行干燥处理。

(1)机械烘干:金属类干燥温度 70℃～90℃;塑胶类如呼吸

机管路干燥温度 65℃～75℃。

（2）无干燥设备或不耐热器械、器具和物品可使用消毒的低纤维絮擦布进行干燥处理。

（3）穿刺针、手术吸引头等管腔类器械，可使用压力气枪或95％乙醇进行干燥，也可使用负压干燥柜干燥。

（4）不应使用自然干燥方法进行干燥。

108. 简述器械干燥后出现灰白色粉末和金属着色现象的原因。

答：器械干燥后有时出现灰白色粉末和金属着色现象，分析原因有：

（1）漂洗的水质未达标。

（2）漂洗不充分，漂洗清洁剂不彻底。

（3）器械摆放不合理，漂洗时水流未能有效冲洗。

109. 常见清洗质量不达标有哪些类型？如何处理？

答：常见的清洗质量不达标及处理方法有：

（1）有机物残留：重新处理或更换质量差的器械。

（2）器械生锈：使用除锈剂除锈。

（3）点蚀斑：避免氯离子腐蚀；器械采用酸性清洗剂去除或废弃。

（4）金属表面白色或灰色钙残留物：提高水质；器械纱布擦拭；清洗消毒器酸性清洗剂清洗。

（5）黄褐色硅酸盐及矿物质残留物：提高水质；器械弱酸处理。

（6）黑色的二氧化铬残留物：避免高温干燥时间过长和中和剂漂洗不干净；器械变色严重的更换。

（7）摩擦腐蚀斑点：合理装载，防止碰撞；器械充分润滑；修复或更换受损的器械。

（8）塑料或橡胶老化：避免含氯消毒剂浸泡及热损害，正确储存，及时更换。

（9）金属裂缝：正确使用；防止碰撞；避免高温；修复或由器械厂商重新处理。

110. 被朊毒体、气性坏疽及突发原因不明的传染病病原体污染的诊疗器械、器具和物品如何清洗？

答：先消毒后清洗。消毒后按器械常规程序清洗。具体消毒方法如下：

（1）疑似或确诊朊毒体感染的病人宜选用一次性诊疗器械、器具和物品，使用后应进行双层密闭封装焚烧处理。可重复使用的污染器械、器具和物品，应先浸泡于 1 mol/L 氢氧化钠溶液内作用 60 min。

（2）气性坏疽污染的处理流程应符合《消毒技术规范》的规定和要求。应先采用含氯或含溴消毒剂 1 000～2 000 mg/L 浸泡 30～45 min 后，有明显污染物时应采用含氯消毒剂 5 000～10 000 mg/L 浸泡至少 60 min。

111. 何谓细菌生物膜？

答：细菌生物膜是指有由众多微生物聚集粘附在物体表面形成的多细胞群体结构。生物膜一旦形成，则难以去除，并在器械的使用-再处理-使用循环过程中逐渐累积，当生物膜累积到一定厚度时，消毒及灭菌程序均难以杀灭包裹于其中的细菌。

112. 是否需要对器械、器具和物品进行常规除锈？

答：不需要。器械表面有镀层及保护膜。常规对器械、器具和物品进行除锈，则酸性除锈剂能加速对其腐蚀，产生锈迹，故除锈不是器械处理流程的必要步骤，不提倡对器械常规除锈。

113. 除锈时为何需对除锈溶液加温?

答:因除锈过程是一个化学反应的过程,温度高,除锈速度快、效果愈好。一般选择温度范围为 60～85℃为宜。

114. 除锈的注意事项有哪些?

答:除锈的注意事项有:

(1) 按除锈剂说明书配置浓度,使用软水或纯水稀释。

(2) 温度宜 60～85℃,浸泡时间宜 10 min 左右,如锈迹严重可适当延长浸泡时间。

(3) 除锈后器械应用清水彻底漂洗干净。

(4) 严禁对器械常规除锈。

115. 器械除锈后为何会出现返锈现象?

答:器械除锈后出现返锈现象是因为:

(1) 除锈后漂洗不彻底,除锈剂有残留。

(2) 除锈不彻底。

(3) 除锈后润滑不到位。

116. 为何清洗温度要控制在 45℃以内?

答:清洗温度控制在 45℃以内:一是因为各种酶的活性在40～60℃范围内达到最大化;二是温度超过 45℃时血液中的蛋白质就会发生变性,大大增加器械清洗难度。

117. 器械润滑的方式有哪几种?

答:器械润滑的方式有手工润滑和机器润滑,其中手工润滑分喷洒法、擦拭法及浸泡法。

118. 精密贵重器械哪种润滑方法最有效?

答:精密贵重器械最有效的润滑方法是喷洒法。该方法将润滑剂直接喷洒在贵重精密器械的各关节及轴部,使其充分润滑,防止生锈,延长其使用寿命,节约成本。

119．简述器械、器具和物品清洗质量合格标准。

答:器械、器具和物品清洗质量合格标准:

(1) 表面及其关节、齿缝、锁扣及管腔应光洁。

(2) 无血渍、污渍、水垢等残留物质和锈斑。

(3) 功能完好,无毛刺或缺口、无裂隙和损毁。

120．简述清洗质量检查原则。

答:清洗质量检查原则有:

(1) 器械包装前应采用目测或放大镜检查每件器械的清洗质量,并确保功能完整性。

(2) 发现清洗质量不合格的器械不得包装,应退回去污区再处理。有锈迹的应除锈,功能损毁或锈蚀严重的更换报废。

(3) 定期使用清洗测试物检查和评价器械清洗质量。

121．清洗效果监测有哪几类?

答:清洗效果监测可分为两大类:一类是对清洗后器械、器具和物品所做的监测;另一类是对清洗设备的性能验证。

122．简述验证清洗设备性能的方法。

答:清洗设备的性能验证:可使用 STF 清洗测试卡、TOSI 清洗效果检测卡或厂家工程师做专业性能验证。

123．清洗设备性能验证时如何放置测试物和采样点?

答:清洗效果测试物放置和采样点,应选择每层清洗架最难清洗的位置,如清洗设备的四角处,一般放置在清洗架对角位置,每层交叉即左上角对右下角,或右上角对左下角,中间层可选择清洗架两侧边的中间位置。

124．评价器械、器具和物品清洗质量的方法有哪些?

答:评价器械、器具和物品清洗质量的方法有:目测法、带光源放大镜法、隐血试验法、杰力试纸测试法、蓝光试验法、硫酸铜一蛋白测定法、ATP 生物荧光测试法、微生物学检测法等，其中以目测法、擦拭法及带光源放大镜法最常用。

125. 何谓 ATP 生物荧光测试法？

答：ATP 生物荧光测试法是一种检测清洗质量的技术检测方法。三磷酸腺酐（ATP）是细胞的能量，广泛存在于各类生物体中。利用荧光素在荧光素酶的参与下与 ATP 反应生成荧光素氧化产物发出荧光，而荧光强度与 ATP 的量成正比，通过其间接反映微生物或有机物的含量来评价物体内外表面的污染程度。与传统微生物检测方法相比，ATP 生物荧光法具有简便、快速、检测多种有机物等优点。

126. 何谓潜血试验法？

答：潜血试验法是利用血红蛋白中的含铁血红素部分有催化过氧化物分解的作用，能催化试剂中的过氧化氢，分解释放新生态氧，氧化上述色原物质而呈色。可检测出 5 mg/L 以上的血清铁含量，该法明显优于目测法，但不适用于非血污染物的检测。

127. 何谓蓝光试验法？

答：蓝光试验法是利用血液中的过氧化物酶，使有过氧化氢的隐色化合物氧化而发生颜色改变，通过颜色变蓝可检测出 0.1 μg 热变性的残留血液。

128. 何谓硫酸铜—蛋白测定法？

答：硫酸铜—蛋白测定法是利用铜离子与碱性溶液中蛋白的肽结合形成呈紫色的蛋白—铜链，此法在 10 min 内可检测出低水平蛋白量。

129. 何谓细菌培养计数法？

答：是指通过对清洗后器械、器具和物品进行采样并进行细菌培养及计数的方法。它能比较准确地反映清洗后器械、器具和物品微生物的污染程度,但仅代表细菌污染的水平,不能代表反映各种有机物的污染程度。此方法需要 48 h 才能得出结果,因此较少用于医疗器械清洗效果的检测。

第五章　检查包装技术

130. 为何要重视物品的清洗质量?

答:清洗质量的好坏是影响物品灭菌质量合格的重要因素。清洗可以去除物品上可见的污渍和血渍等,有效减少微生物、微粒和潜在性热源。由于污渍和血渍的存在,致微生物在物品表面形成生物膜,使灭菌难以合格。灭菌可以杀灭物品上的微生物,但无法去除物品上的异物和微粒,这些异物和微粒存在于手术器械上,一旦进入病人体内,将会造成无菌性炎症反应,严重影响病人伤口的愈合,为此必须重视物品的清洗质量,保证灭菌效果。

131. 如何进行器械的检查与保养?

答:清洗后的器械应进行如下检查和保养:

(1)应采用目测或使用带光源放大镜对干燥后的每件器械、器具和物品进行检查。器械表面及其关节、齿牙处应光洁,无血渍、污渍、水垢等残留物质和锈斑;功能完好,无损毁。

(2)可定期使用清洗测试物检查和评价器械清洗质量。通过对残留蛋白质、血红蛋白、生物负载的检测来评估清洗的效果,清洗测试物和方法应具有快速、灵敏、精确、稳定、简便、可重复以及干扰物质影响少等特点。

(3)清洗质量不合格的器械、器具和物品,应重新处理;有锈迹,应除锈;器械功能损毁或锈蚀严重,应及时维修或报废。

(4)带电源器械应进行绝缘性能等安全性检查。

（5）应使用润滑剂进行器械保养。不应使用石蜡油等非水溶性的产品作为润滑剂。

132. 何谓带电源的器械？

答：任何依靠电能或其他能源而不是直接由人体或重力产生能源发挥其功能的医疗器械，通常称为接电或带电池的医疗器械（带电源医疗器械）。常见的带电源医疗器械有：电钻、双极电凝镊（钳、刀）、腔镜器械等。

133. 为何要进行带电源器械的绝缘性能检查？

答：在对患者进行微创手术的过程中，使用绝缘性能差的带电源器械有可能燃烧或击穿非目标组织，造成非目标组织的伤害。因此带电源器械必须进行绝缘性能检查。

134. 如何进行带电源器械的绝缘性能检查？

答：对带电源器械进行绝缘性能检查时，可通过绝缘检测仪预设的探测器探头输出稳定的直流电，当探头在器械绝缘涂层表面移动时，如果绝缘涂层有小孔、裂缝或破损点，会触发绝缘检测仪感应系统，发出声光报警，表明该涂层绝缘性受到破坏，需进行维修。

135. 目测方法检查器械清洁度时有何标准？

答：目测方法检查器械清洁度时常用标准如下：

（1）器械经过清洗后，外观应光洁如新，无任何残留物质，无血渍，无水垢，达到此标准的器械方可进入消毒灭菌程序。

（2）器械表面，包括关节和咬齿等处，不应有腐蚀斑点，如果出现黑色腐蚀斑点，应予以淘汰。

（3）器械不应有任何锈渍，有锈渍的宜做除锈处理。对于一些难以处理的锈渍，可以用白纱布擦拭，如果白纱布擦拭没有被锈渍污染，则可以视为合格；相反，此器械应该重新清洗或予以淘汰。

（4）病房使用的换药包或口腔护理包，因此类器械不进入人体的无菌组织或器官内部，上述标准可适当放宽执行。

136. 如何检查关节器械？

答：关节器械包括：血管钳、皮钳、布钳、卵圆钳等。

（1）检查器械的关节和咬合面，应关节灵活、咬合完整、松紧合适、对合整齐。尖端部分咬紧密闭、无扭曲或变形、边缘圆滑无磨损。

（2）检查器械的锁齿，可将钳子夹紧橡胶管，然后抖动，自动弹开者废弃；也可将器械卡锁在第一齿的位置，持着器械的另一端，而以锁齿的部分在手掌上拍打，如果器械因此弹开，则表示锁齿功能不佳。

（3）检查器械的张力，把器械合并，两边齿干上锁齿间应有1 mm左右的距离；若发现关节较紧，可用水溶性的润滑剂喷洒表面及关节上。

137. 如何检查持针器的咬合度？

答：取一根与持针器相称的缝合针，用持针器咬住缝针，将卡锁在第二锁齿的位置，试着摇动缝针，如果缝针可以用手轻易地抽出，则表明持针器功能不佳。

138. 如何检查手术剪刀是否锐利？

答：手术剪刀需检查刀刃的锐利性，剪刀应锋利，不可有钝口、卷口、缺口及裂开现象。闭合时须检查刀尖有无空隙，柄干是否对称，关节松紧合适不应自动弹开，螺钉无松脱；所有线剪与组织剪必须能够以刀尖处一次剪齐二层纱布；如为手术室专用剪刀，则需能一次剪齐四层厚纱布；显微剪按产品说明书进行锐利度检查。

139. 如何检查精密器械?

答:检查精密器械时应根据其功能进行,如医用纱布擦拭检查其边缘或尖端有无卷曲、挂钩,需要时可用带有光源的放大镜协助检查。

140. 如何检查橡胶导管类器械?

答:较细的橡胶导管用注射器或冲洗器由接头处注入空气,必要时可吸取95%乙醇由接头处注入管腔内,以检查管腔是否通畅;检查橡胶管弹性与韧性时,可用双手握住导管两端往相反方向拉,松开一端时,向中间回缩的拉力很大,则表示其导管弹性较好;导管应无粘连与裂痕;尺寸长短合乎要求,且与匹配的器材连接后密合性好。

141. 如何检查穿刺针类器械?

答:穿刺针应锐利,斜面平整,尖端无挂钩与卷边。用注射器注入空气或95%乙醇检查针梗通畅程度,应去除针孔中的水分。中间有针芯的穿刺针,如腰穿针、骨穿针等,针芯要拔出,检查套针与针芯的针尖锋利程度,套针与针芯应套入吻合无裂隙。

142. 如何检查金属气管导管?

答:金属气管导管由三部分组成,即外管、内管和管心。检查时,将内管插入外管,其内管长度与外管长度应吻合;管心的尖端要求椭圆形,插入外管后椭圆部分应突出外管约0.5 cm;其周围必须完全密合;内外管上的固定器必须灵活、易转动,但不可太松以免脱落。

143. 如何检查组合手术器械?

答:检查组合手术器械时须达到以下要求:各组件齐全,配套组合完整,吻合牢固;轴节灵活无松动,咬合部位完好、无缺损;张合功能完好,闭合时完整;操作部能伸缩自如,无挂丝现象；螺钉齐全，旋转灵活，能起到固定作用；一些有注水口的器械需保持注水口管腔通畅；镀铬器械需保持镀铬部分完整。

144. 何谓包装材料？

答：包装材料是指用于制造或密封包装系统的任何材料。

145. 何谓包装系统？

答：包装系统是指由一种或多种包装材料组合成一个独立的单元，用于部分或全部的初包装。

146. 何谓包装适应性？

答：包装适应性是指包装材料和（或）系统在不对医疗器械产生有害反应的前提下达到所要求的特性。

147. 何谓包装完好性？

答：包装完好性是指包装未受到物理损坏的状态。

148. 何谓预成形无菌屏障系统？

答：预成形无菌屏障系统是指部分已经过组装供装入和最终闭合或密封的无菌屏障系统。如：纸塑袋、开放的可重复使用的灭菌盒。

149. 何谓无菌屏障系统？

答：无菌屏障系统是防止微生物进入并能使产品在使用地点无菌使用的最小包装。

150. 何谓闭合？

答：闭合包装是指用于关闭包装而没有形成密封的方法。例如反复折叠，以形成一弯曲路径。

151. 何谓闭合完好性？

答：闭合条件能确保该闭合至少与包装上的其他部分具有相同的阻碍微生物进入的程度。

152. 何谓密封?

答:包装层间连接的结果。密封可以采用诸如粘合剂或热熔法。

153. 何谓密封完好性?

答:密封条件能确保该密封至少与包装上的其他部分具有相同的微生物屏障。

154. 何谓灭菌适应性?

答:灭菌适应性是指包装材料和(或)系统能经受灭菌过程并使最终包装内达到灭菌所需条件的特性。

155. 何谓最终灭菌?

答:是指产品在其无菌包装屏障系统内被灭菌的过程。

156. 何谓微生物屏障?

答:包装系统具有在规定条件下防止微生物进入的特性。

157. 无菌屏障系统保持良好的功能应满足哪三方面的要求?

答:无菌屏障系统保持良好的功能应满足以下三方面的要求:

(1)包装的完好性。

(2)包装保护性。

(3)便捷和洁净开启性。

158. 包装器械、器具和物品时需哪些设备设施?

答:为使包装后的器械、器具和物品功能正常,保证灭菌后的物品质量合格,包装物品时必须配有如下设备:

(1)配有辅助照明装置和放大镜的器械检查台。

(2)敷料及器械包装台,器械、敷料存放柜。

(3)各类包装材料及切割机、封口机。

（4）清洁物品装载车等。

159. 待灭菌物品包装方式有几种？分别适用于哪些包装材料？

答：待灭菌物品包装方式分为闭合式包装和密封式包装。①闭合式包装适用于纺织品、无纺布、皱纹纸等包装材料；②密封式包装适用于纸塑复合袋、预成型的纸袋等包装材料。

160. 闭合式包装物品的方式有几种？

答：闭合式包装物品最常用的方式有两种：信封包装法和方形包装法。两种方法都适合用于器械、盆具或敷料类的包装。一般根据使用者的习惯或需要采取不同的包装方法。棉布、无纺布、皱纹纸作包装材料通常使用闭合式包装法。手术器械通常采用闭合式包装方法，由两层包装材料分两次连续包装，包装时两次包装可使用相同的包装方法，也可以将两种包装方法混合使用。

161. 简述密封式包装方法和要求。

答：(1) 密封式包装通常采用热封的方法。封口处的密封宽度≥6 mm；封口处与袋子的边缘应≥2 cm，方便使用者撕开包装。

（2）应选择大小合适的包装材料，包内器械距包装袋封口处≥2.5 cm；若物品离封口太近，则封口处在灭菌过程中可能会破裂；包装袋过大可能会使其中的物品移动而造成包装破裂。

（3）物品放入袋内，使器械指环的一端朝包装开启方向，以便使用打开时抓握住此端（如器械的指环），以免污染器械。

（4）密封式包装如使用纸袋、纸塑袋等材料，可使用一层。若物品需要双层包装，即物品先放在一个较小的包装袋中，然后再放在第二个较大的包装袋中，两个包装袋的尺寸应匹配，内层包装袋不能折叠，开口方向要一致，且必须纸面对纸面，塑面对塑面,以便灭菌因子的渗入。

162. 何谓包装材料? 何谓透气包装材料?

答:包装材料是指制造或密封包装系统或初包装的任何材料。

透气包装材料是指医用包装中使用以提供环境和生物学屏障,同时在气体灭菌中(如环氧乙烷、蒸汽、气体等离子体)能使足够的气流通过的材料。

163. 常用医用包装材料有哪几类?

答:常用医用包装材料有:纺织品、医用无纺布、硬质容器、一次性医用皱纹纸、医用纸塑袋、医用纸袋等。

164. 包装材料有哪些特性?

答:包装材料须具备以下特性:

(1) 包装材料需提供对灭菌物品的充分保障。

(2) 允许足够的空气排出和灭菌因子的穿透,并允许包装内器械和物品充分干燥,与预期灭菌过程的适应性、微生物屏障功能等相一致。

(3) 具有不含毒性成分的毒理学特性和不含褪色染料的化学特性。

(4) 具有经过验证的密封完整性及防撕扯性,并能承受灭菌过程的物理特性,可轻易开启并能无菌传送。

(5) 包装材料灭菌前和灭菌后的储存寿命限度。

165. 包装材料在使用前应如何处理?

答:包装材料在使用前,应置于室温 20℃～23℃,相对湿度为 30%～60% 的环境中至少 2 h,以达到温度和湿度的平衡,利于灭菌时灭菌因子的穿透,减少灭菌不合格的发生率。

166. 纺织品作为包装材料应符合哪些要求？需几层包装？

答：纺织品作为包装材料应符合以下要求：

（1）应选择纯棉且不会散落棉絮的材料，一般为 120～140 支纱的非漂白棉布；包布除四边外不应有缝线，不应缝补；初次使用前应高温洗涤，脱脂去浆、去色。

（2）国外有些棉布用特殊化学物来处理纤维，使之防水，这种多层组合、更紧密的纺织及化学处理使得织物适用于无菌包装，在使用此类棉布时须注意厂家提示的化学涂层的失效次数，也就是通常所说的棉布使用次数。

（3）棉布包装应不少于两层，宜有使用次数的记录。

167. 医用纸质包装材料有何质量要求？

答：医用纸质包装材料应符合 GB/T19633—2005《最终灭菌医疗器械的包装》要求，其内容有：

（1）材料不应有影响其性能和安全性的释放物和异物。对与之接触的医疗器械也不应产生不良影响。

（2）材料上不应有穿孔、裂缝、开裂、皱褶或局部厚薄不均等影响材料功能的缺陷。

（3）质量与生产者的标值一致。

（4）材料应具有可接受的清洁度水平。

（5）应确立最低物理特性，如拉伸强度、厚度变化、抗撕裂、气体渗入和胀破强度。

（6）应确立各化学性能的特性值，如 pH 值、氯和硫的含量，以满足医疗器械包装和灭菌过程的要求。

（7）在使用条件下，不论是在灭菌前、灭菌中或灭菌后，包装材料和（或）系统不应释放出足以损害健康的毒性物质。

（8）如有必要，应结合医疗器械的预定使用来评价包装材料和（或）系统的生物相容性。

168. 医用包装纸分几类？

答：医用包装纸由木浆或纸浆制成，包括平纸和皱纹纸，具有良好的通透性，有利于灭菌介质和空气的进出；有良好的阻菌性和防潮性。常用的有皱纹纸和纸袋。纸袋是用抗水、无腐蚀性的结构胶粘合而成。

169. 医用纸塑组合袋（医用纸塑袋）的结构有何特点？

答：医用纸塑袋的结构是：

（1）医用纸塑袋是由一层透气材料（特种纸）和一层塑料复合膜组合而成。塑料膜应具有两层或多层复合而成，不能出现针孔类的缺陷，不能有任何异物；不得使用具有毒性物质的材料。

（2）特种纸允许灭菌因子的透过，从而达到对其内的器械和敷料等灭菌的目的。

（3）透明膜层是灭菌袋的透明视窗，方便灭菌器械的管理。

（4）医用纸塑袋具有良好的阻菌功能，能延长灭菌器械的无菌保存时间，经灭菌后能保持良好的物理化学性能。

170. 医用纸塑组合袋有哪几种？

答：医用纸塑组合袋有卷材结构和组合袋结构两种。

（1）卷材结构由一层透气材料与一层塑料复合膜沿其两边平行密封到一起。

（2）组合袋结构是由一层透气材料与一层塑料复合膜沿其三个边热合到一起。在组合袋的顶部或底部或在组合袋的两端提供一个不超过 12 mm 的拇指切；拇指切的低端应至少离开密封线 1 mm；有错边，一个面比另一个至少长 1.0 mm。

171. Tyvek 医用纸塑袋的特点？

答：Tyvek 纸塑袋的化学成分是聚乙烯，一般用于过氧化氢等离子灭菌，而含天然纤维的如纸质包装材料、纺织品、棉布都不能用于过氧化氢等离子的灭菌。

172. 医用纸塑包装时需几层?可以重复使用吗?

答:医用纸塑包装时一般需要一层,且不可重复使用。因为医用纸塑袋经灭菌处理后,不仅其理化性能有所改变,且经触摸和折叠会发生细微的结构改变,从而降低对细菌的屏障作用。

173. 如何保证医用纸塑包装的封口质量?

答:纸塑包装封口时应根据不同材料的纸塑包装袋选择合适的温度。温度过高,易使纸塑熔化;温度过低,则使封口不严密。除此之外,纸塑包装袋封口部分应保留 6 mm 以上,保证其封口的密闭性,防止灭菌抽真空时封口部分爆破裂开。

174. 简述使用医用纸塑封口机的操作流程。

答:使用医用纸塑封口机的操作流程是:

(1)接通电源。

(2)开启电源开关,电源指示灯及面板上的温度调节器指示灯亮,封口机开始预热。

(3)根据纸塑包装的性能,将封口机温度、速度调节至所需要求。

(4)按需调节包装日期、灭菌日期及失效日期。

(5)将待封口的纸塑包装袋放入封口机入口,传送装置将自动传送并进行封口。

(6)封口完毕,应开启降温开关,待温度降至常温时,关闭电源开关。

175. 医用封口机的封口性能测试方法有几种?

答:医用封口机的封口性能测试方法有测试条法和染色液穿透法两种。

176. 如何用测试条法进行医用封口机的封口性能测试？

答：医用封口机的封口性能测试应根据厂商说明书和指导手册使用和维护，可参照以下流程：

(1) 连接电源，开启电源开关，设备自动进入预热程序。

(2) 取出一张封口机测试条，将测试条放入宽度为 20 cm（或大于 20 cm）的纸塑包装袋中。注意：测试条的测试面对纸塑袋的塑面。

(3) 待封品机预热到所需温度，进入操作状态后，按两次 OK 健，封口机界面显示 Seal cheek 进入封口性能测试模式。

(4) 将装好测试条的纸塑袋纸面向下，从左边整齐送入封口机中进行密封。注意：封口必须位于测试条中黑色区域。

(5) 测试完成后，检查封口测试条黑色区域密封效果，评判标准参照封口机使用说明，同时封口机会在纸面打印如下信息：日期、时间、温度、封口压力、封口时间、操作人员，检查无误后，存放备案。

(6) 封口机性能测试每天一次。

177. 如何设置医用纸塑袋的封口温度？

答：应根据医用纸塑卷料(袋)厂家的产品说明设置正确的密封温度。建议低温等离子灭菌封口温度 120℃；高温蒸汽和环氧乙烷灭菌封口温度 180℃。不同封口机的封口温度不尽相同，具体要求按厂家说明书执行。

178. 医用无纺布包装材料有何质量要求？

答：医用无纺布包装材料应为纺织纤维和(或)无纺纤维组成联结的网织品，不包括矿物质纤维。其微生物屏障性、抗水性、与人体组织的相容性、透气性、抗盐水性、表面吸收度、毒理学试验、最大等效孔径、悬挂度、拉伸强度和耐破度等应符合国家有关规定，且专用于医疗用途，应一次性使用。无纺布的质量最关键的是微生物屏障性能是否合格。在阻菌性能和拉伸强度保证的前提下,应选择透气性好的无纺布,可减少湿包的发生,应注意无纺布不是越厚越好。

179. 医用硬质容器的特点及有何要求?

答:医用硬质容器的特点及要求如下:

(1)封闭式硬质容器的材料、设计、结构和表面应该有利于内外部的清洗及消毒灭菌,所有的内角应该呈圆弧形。

(2)硬质容器或其他零部件的材料不应使用带有静电感应的材料。

(3)硬质容器应该设计和制造成可安全堆叠装载的形式,进入灭菌器时,在硬质容器之间可使蒸汽和(或)空气自由流通。

(4)硬质容器不会发生永久性的变形,性能参数不会发生改变,密封性能符合有关要求。

180. 使用不同医用包装材料包装的物品,其有效期分别是多长时间?

答:当环境的温度低于 24℃、相对湿度低于 70%时,使用不同包装材料包装的物品有效期分别为:

(1)使用纺织品材料包装的无菌物品有效期宜为 14 d;未达到环境标准时,有效期宜为 7 d。

(2)医用一次性纸袋包装的无菌物品,有效期宜为1 个月。

(3)使用一次性医用皱纹纸、医用无纺布包装的无菌物品,有效期宜为 6 个月。

(4)使用一次性纸塑袋包装的无菌物品,有效期宜为6 个月。

(5)硬质容器包装的无菌物品,有效期宜为 6 个月。

181. 闭合式包装应如何封包?

答:闭合式包装建议使用灭菌指示胶带进行封包,这样不但可以使包装闭合,且可以通过胶带的颜色变化提供可见的外部灭菌指示。封包胶带的长度应与灭菌包体积、重量相适宜,松紧适度,可常用两条平行、井字形或十字形的封包方式,以确保封包严密,保持闭合完好性。

182. 如何包装套管针类物品?

答:包装此类物品时,应将套管针类拆卸包装。各类穿刺针的针芯和外套管必须打开,以利于蒸汽穿透,保证灭菌质量。

183. 如何包装精密、锐利器械?

答:在包装精密、锐利器械的尖锐部分时应使用保护套,如套管、专用纸夹、器械袋等,以防搬动过程中器械功能受损或其锐利处损坏灭菌屏障。器械保护用品应使灭菌介质得以穿透;精细器械应使用有固定架的特殊托盘,避免在灭菌和搬运过程中损坏。

184. 灭菌包外标识内容有哪些?有何要求?

答:灭菌包外标识是指除了在灭菌包外贴有化学指示胶带外,还应标注物品的名称、打包人、核对人、灭菌日期、失效日期、操作人员代码、灭菌器锅号、锅次等。如为专科使用的器械包,必须注明科室名称,标识应具有追溯性。

包外标识应对包装材料和系统与所用灭菌过程的适应性无影响;不因所用的灭菌过程而导致难以辨认;不使用会引起墨迹向医疗器械迁移与包装材料和系统发生反应从而损害包装材料的墨打印或书写;其粘接应能经得起灭菌过程和制造者规定的储存和运输条件。标识可采用多种方法,如直接打印或书写在包装材料或系统上,或用粘合、熔接或其他方法将标识贴于包装材料或系统上。对于纸塑袋,标识需贴在塑面。不宜用笔在纸面作标记,可能会损坏材料,墨水也会渗入包内,污染物品。

185. 如何放置包内化学指示物?

答:按照规范要求,高度危险性物品应放置包内化学指示物。放置第四类化学指示物时为防止指示物吸收冷凝水及指示剂吸附在器械上而导致变色差异,可在金属器械与第四类化学指示物之间摆放纱布;放置第五类化学指示物可避免以上现象发生。

186. 简述包装操作时注意事项。

答:包装操作时应注意以下几点:

(1) 应根据手术器械的数量和重量选择合适的包装材料。

(2) 成套器械应选择棉布、无纺布、皱纹纸或硬质容器,单件器械可选择纸塑袋或纸袋。

(3) 包装松紧适宜,大小规格及重量符合标准要求。

(4) 不能用别针、绳子封包。

(5) 封包方式可采用两条平行、井字形或十字形等。

(6) 密封包装时应使用医用封口机,并保障密封效果。

187. 应用压力蒸汽灭菌时,其灭菌包的重量和体积有何要求?

答:应用压力蒸汽灭菌时,其灭菌包的重量和体积有如下要求:

(1) 器械包重量不超过 7 kg,敷料包重量不超过 5 kg。

(2) 下排气压力蒸汽灭菌器的物品包装体积不得超过 30 cm×30 cm×25 cm;预真空和脉动真空压力蒸汽灭菌器物品包装体积不得超过 30 cm×30 cm×50 cm。

(3) 骨科外来器械超重时,厂家必须提供灭菌参数,消毒供应中心对设定的灭菌参数进行验证,以确保灭菌质量安全有效。

(4) 建议硬质容器的装载量:标准容器 10 kg;3/4 容器 7 kg,1/2 容器 5 kg。

第六章　装载灭菌技术

188. 灭菌物品装载前应该检查哪些内容?

答:灭菌物品装载前应该检查如下内容:

(1)认真检查包装是否符合灭菌要求,使用棉布、无纺布、医用纸袋及纸塑袋包装材料要保持密闭完好,硬质容器盒盖严密,锁扣安全完好。

(2)灭菌物品体积:下排气灭菌的物品包,体积应≤30 cm×30 cm×25 cm;预真空灭菌的物品包体积应≤30 cm×30 cm×50 cm,金属包质量应≤7 kg;敷料包质量应≤5 kg。

(3)外包装清洁,无可视污迹、破损、水渍及潮湿。物品包装不宜过松或过紧。

(4)检查包装的标识:字迹清楚,标识内容齐全,至少包括以下信息:灭菌包名称、包装人及复核人姓名或编号、灭菌日期、失效日期、灭菌器锅号、锅次等。

(5)包外化学指示胶带应张贴在便于观察其颜色变化的位置,并能有效封口。

189. 简述灭菌物品装载原则。

答:灭菌物品的装载必须有利于灭菌介质的穿透和空气的排出,防止冷凝水积聚,确保灭菌效果。

190. 何谓"小装量效应"?

答:在采用压力蒸汽灭菌时,预真空和脉动真空压力蒸汽灭菌器的装载量分别不得小于柜室容积的 10%和 5%,而并不是装入的待灭菌物品越少灭菌效果越好。这种装入物品少灭菌效果反而差的现象为"小装量效应"。

191. 简述"小装量效应"产生的原因。

答："小装量效应"产生的原因是由于预真空灭菌器在抽真空后,柜室内残留的空气容易集中渗入被灭菌的包内或灭菌包周围,形成空气屏障阻碍蒸汽的穿透而导致物品装入少灭菌效果反而差的结果。

192. 简述压力蒸汽灭菌前安全检查内容。

答：压力蒸汽灭菌前应检查如下内容:

(1) 灭菌器压力表处在"零"的位置。

(2) 记录打印装置处于备用状态。

(3) 灭菌器柜门密封圈平整无损坏,柜门安全锁扣灵活、安全有效。

(4) 灭菌柜内冷凝水排出口通畅,柜内壁清洁。

(5) 电源、水源、蒸汽、压缩空气等运行条件符合设备要求。

193. 简述压力蒸汽灭菌的注意事项。

答：压力蒸汽灭菌时应注意:

(1) 每天设备运行前进行安全检查。

(2) 灭菌前应进行灭菌器的预热。

(3) 检查安全阀性能。

(4) 灭菌包的重量要求:敷料包的重量不宜超过 5 kg,器械包的重量不宜超过 7 kg。

(5) 灭菌包的体积要求:下排气蒸汽压力灭菌器不宜超过 30 cm×30 cm×25 cm,预真空压力蒸汽灭菌器不宜超过 30 cm×30 cm×50 cm。

(6) 灭菌结束后压力表在蒸汽排尽时应在"0"位。

(7) 手提式和卧式压力蒸汽灭菌器主体与顶盖应无裂缝和

变形,不应使用无排气软管和软管锈蚀的手提式压力蒸汽灭菌器。

（8）卧式压力蒸汽灭菌器输入的蒸汽压力不宜过高,夹层的温度不应高过灭菌室的温度。

（9）预真空灭菌器应在每日开始灭菌运行前空载进行 B-D 试验,检测其空气排除效果。

（10）压力蒸汽灭菌器的具体操作步骤常规保养和检查措施应遵循生产厂家的使用说明和指导手册。

（11）快速灭菌程序不应作为物品的常规灭菌程序。在应急情况下使用时,只适用于灭菌裸露物品,使用卡式盒或专用灭菌容器盛放。灭菌后的物品尽快使用,不得储存,无有效期。

194. 何谓灭菌周期?

答:灭菌周期是指灭菌器预设的程序开始至周期结束。

195. 压力蒸汽灭菌周期包括哪几个阶段?

答:压力蒸汽灭菌典型的灭菌周期包括前真空阶段、灭菌阶段、后真空阶段。通过温度与压力变化的曲线图,显示灭菌周期中各阶段的运行状况。压力蒸汽灭菌各阶段转折的曲线部分,是观察和记录的节点,曲线表示运行阶段和步骤。

196. 何谓暴露时间?

答:暴露时间是指消毒或灭菌物品接触消毒或灭菌因子的作用时间。

197. 何谓存活时间(ST 值)?

答:存活时间(ST 值)在进行生物指示物抗力鉴定时,受试指示物样本经杀菌因子作用不同时间,全部样本培养均有菌生长的最长时间。

198. 何谓杀灭时间(KT 值)?

答:杀灭时间(KT值)在进行生物指示物抗力鉴定时,受试指示物样本经杀菌因子作用不同时间,全部样本培养均无菌生长的最短时间。

199. 何谓D值?

答:D值是指在设定的条件下,灭活90%的实验菌所需时间(min)。

200. 何谓无菌保证水平?

答:无菌保证水平是指灭菌处理后单位产品上存在活微生物的概率,通常表示为10^{-n}。

201. 灭菌处理后无菌保证水平应为多少?

答:灭菌处理后必须使物品污染微生物的存活概率减少到10^{-6},即无菌保证水平为10^{-6}。也即经灭菌处理后在100万件物品中最多只允许一件以下物品存在活的微生物。

202. 根据斯伯尔丁分类法(E. H. Spaulding classification),医用物品可分为哪几类?

答:1968年E. H. Spaulding根据医疗器械污染后使用所致感染的危险性大小及在患者使用之间的消毒或灭菌要求,将医疗器械分为三类:高度危险性物品、中度危险性物品和低度危险性物品。

203. 何谓高度危险性物品?

答:高度危险性物品指进入人体无菌组织、器官、脉管系统,或有无菌体液从中流过的物品或接触破损皮肤、黏膜的物品。一旦被微生物污染,具有极高感染风险。

204. 高度危险性物品有哪些?

答:高度危险性物品有:

(1)手术器械类:如血管钳、缝线、刀片、缝针等;腔镜类:如腹腔镜、关节镜、膀胱镜、胸腔镜、脑室镜、宫腔镜、活检钳等。

（2）其他：节育器材；换药碗、输血器、输液器、各种穿刺针、针灸；凡士林纱布、油剂、粉剂；灭菌敷料、手套；牙钻、车针；植入物；人工瓣膜、心脏起搏器、人造血管、整复手术材料等。

205. 何谓中度危险性物品？

答：中度危险性物品是指与完整黏膜相接触，而不进入无菌组织、器官和血流，也不接触破损皮肤、黏膜的物品。

206. 中度危险性物品有哪些？

答：中度危险性物品有：胃镜、支气管镜、喉镜、鼻镜、肠镜；体温表、呼吸机管道、麻醉机管道、压舌板、肛门直肠压力测量导管等。

207. 何谓低度危险性物品？

答：低度危险性物品是指与完整皮肤接触而不与黏膜接触的物品。

208. 低度危险性物品有哪些？

答：低度危险性物品有听诊器、血压计袖带、病床围栏、床头柜、被褥、墙面、地面、痰盂和便器等。

209. 如何根据物品污染后导致感染的风险高低选择消毒灭菌方法？

答：根据物品污染后导致感染风险的高低选择相应的消毒灭菌方法，应：

（1）高度危险性物品采用灭菌方法处理。

（2）中度危险性物品采用中水平消毒以上效果的消毒方法。

（3）低度危险性物品宜采用低水平消毒法，或作清洁处理；遇有病原微生物污染时，必须针对所污染的病原微生物种类选用有效的消毒方法。

210. 如何根据物品污染微生物的种类、数量选择消毒灭菌方法？

答：根据物品污染微生物的种类、数量选择消毒灭菌方法，应做到：

（1）对受到致病菌芽孢、真菌孢子、分枝杆菌和经血传播病原体(乙型肝炎病毒、丙型肝炎病毒、艾滋病病毒等)污染的物品，应采用高水平消毒或灭菌。

（2）对受到真菌、亲水病毒、螺旋体、支原体、衣原体等病原微生物污染的物品，应采用中水平以上的消毒方法。

（3）对受到一般细菌和亲脂病毒污染的物品，应采用达到中水平或低水平消毒方法。

（4）杀灭被有机物保护的微生物时，应加大消毒剂的使用量和(或)延长消毒时间。

（5）消毒物品上微生物污染特别严重时，应加大消毒剂的使用量和(或)延长消毒时间。

211. 何谓灭菌水平？达到灭菌水平常用方法有哪些？

答：灭菌水平是指杀灭一切微生物包括细菌芽孢，达到无菌保证水平。

达到灭菌水平常用的方法包括热力灭菌、辐射灭菌等物理灭菌方法，以及采用环氧乙烷、过氧化氢、甲醛、戊二醛、过氧乙酸等化学灭菌剂在规定条件下，以合适的浓度和有效的作用时间进行灭菌的方法。

212. 何谓高水平消毒？高水平消毒常用方法有哪些？

答：高水平消毒是指杀灭一切细菌繁殖体包括分枝杆菌、病毒、真菌及其孢子和绝大多数细菌芽孢。

达到高水平消毒常用的方法包括采用含氯制剂、二氧化氯、邻苯二甲醛、过氧乙酸、过氧化氢、臭氧、碘酊等以及能达到灭菌效果的化学消毒剂在规定的条件下,以合适的浓度和有效的作用时间进行消毒的方法。

213. 何谓中水平消毒? 中水平消毒常用方法有哪些?

答:中水平消毒是指杀灭除细菌芽孢以外的各种病原微生物包括分枝杆菌。

达到中水平消毒常用的方法包括采用碘类消毒剂(碘伏、氯己定碘等)、醇类和氯己定的复方、醇类和季铵盐类化合物的复方、酚类等消毒剂,在规定条件下,以合适的浓度和有效的作用时间进行消毒的方法

214. 何谓低水平消毒? 低水平消毒常用方法有哪些?

答:低水平消毒是指能杀灭细菌繁殖体(分枝杆菌除外)和亲脂病毒的化学消毒方法以及通风换气、冲洗等机械除菌法。

达到低水平消毒常用方法包括采用季铵盐类消毒剂(苯扎溴铵等)、双胍类消毒剂(氯己定)等,在规定的条件下,以合适的浓度和有效的作用时间进行消毒的方法。

215. 为何说湿热灭菌效果比干热灭菌效果好?

答:湿热灭菌效果比干热灭菌效果好的原因有:

(1) 蛋白质含水愈多,凝固所需温度愈低。蛋白质在水分存在时易于凝固,其主要原因之一是水分子在高温下易使氨基酸的肽键断开,一次产生变性。

(2) 湿热的穿透性比干热好。湿热比干热的穿透速度快。湿热比干热穿透性强的原因,一是水或蒸气传导热能的效率较空气高。水的比热为1,空气的比热为0.24。此外,每克蒸汽冷凝为液体时还可释放出540 cal的潜伏热;二是蒸汽冷凝时体积缩小的比例大于空气。当100℃水蒸气冷凝为水时,即使仍为100℃,其体积可缩小至1:1 870,即缩小至原体积的0.05%;

而空气由 100℃降至 20℃,体积只缩小至 29.3%。由于体积的突然缩小,可产生负压,有利于蒸汽的穿透。

216. 简述物品灭菌方法选择原则。

答:物品灭菌方法选择原则:

(1)耐湿、耐热的手术器械,应首选压力蒸汽灭菌方法。

(2)不耐湿、不耐热的手术器械,应采用低温灭菌方法。

(3)不耐热、耐湿的物品宜首选低温灭菌方法。无条件的医疗机构可采用灭菌剂浸泡灭菌。

(4)耐热、不耐湿的手术器械,可采用干热灭菌方法。

(5)外来医疗器械及植入物、动力工具等特殊器械应按照器械公司提供参数执行。

217. 何谓大型蒸汽灭菌器?

答:大型蒸汽灭菌器指可以装载一个或多个灭菌单元,灭菌包体积 300 mm(高度)×300 mm(宽度)×600 mm(长度),也就是容积大于或等于 60 L 的灭菌器为大型灭菌器。

218. 何谓小型蒸汽灭菌器?

答:小型蒸汽灭菌器其灭菌容积不超过 60 L,不能装载一个灭菌单元、灭菌包体积 300 mm(高度)×300 mm(宽度)×600 mm(长度)的灭菌器。

219. 小型蒸汽灭菌器可分哪几种类型?

答:小型蒸汽灭菌器根据灭菌效能分为 B、N、S 三种类型:B代表灭菌有包装和无包装的物品,N 代表灭菌无包装物品,S 代表灭菌特定的物品。使用小型灭菌器时,必须按照灭菌负载范围和灭菌周期进行选用。

220. 简述小型蒸汽灭菌器各型负载范围。

答:小型蒸汽灭菌器类型及负载范围如表1:

表 1　小型灭菌器类型及负载范围

灭菌器类型	灭菌负载范围	预设的灭菌周期
B 型	1. 用于有包装和无包装的实心负载 2. A 类空腔负载 3. 标准中要求的检测用的多孔渗透性负载(纺织品等物品)的灭菌	至少能灭菌 B 型机器对应的负载
N 型	用于无包装的实心器械负载的灭菌	只能灭菌 N 型对应的一种负载
S 型	1. 用于制造商规定的特殊灭菌物品,包括无包装实心负载 2. 和至少以下一种情况的灭菌: (1) 多孔渗透性物品 (2) 小量多孔渗透性条状物 (3) A 类空腔负载 (4) B 类空腔负载 (5) 单层包装物品 (6) 多层包装物品	至少能灭菌包含 S 型机器所对应的负载

221. 何谓 A 类空腔负载?

答:A 类空腔负载是指单端开孔负载,其长度与孔直径的比率≥1,≤750 而且长度不大于 1 500 mm,或两端开孔负载,其长度与孔直径的比率≥2,≤1 500 而且长度不大于 3 000 mm,而且不属于 B 类空腔负载。

222. 何谓 B 类空腔负载?

答:B 类空腔负载是指单端开孔负载,其长度与孔直径的比率≥1,小于或等于 5 而且孔径不小于 5 mm,或两端开孔负载,其长度与孔直径的比率≥2,小于或等于 10 而且孔径不小于 5 mm 的物品。

223. 小型灭菌器是否可作为常规灭菌方法？

答：小型灭菌器不宜作为常规灭菌方法，是紧急情况下选用的方法，而且必须根据器械的特点选用和使用。

224. 为什么下排气式压力蒸汽灭菌器灭菌时容易产生灭菌失败？

答：由于下排气灭菌器灭菌原理为重力转换，其腔内上部物品首先加热，腔内上、中、下部易出现温度不均匀现象，由此产生灭菌失败，使用过程中应严格物品包装、规范装载和灭菌过程的检测。

225. 简述压力蒸汽灭菌设备的基本结构和功能。

答：压力蒸汽灭菌设备的基本结构包括压力容器、管路系统、机械部件、仪表以及预设程序。其管路系统及主要部件包括内容及功能如下：

（1）管路系统：①进蒸汽管路，将蒸汽送到灭菌室或夹套。②蒸汽疏水管路，将蒸汽冷凝水排出的管道。③灭菌室排放管路，连接灭菌室与排放管路，是灭菌室内气体及冷凝水排出外部的通道。④给水管路，向灭菌器提供工作水源。⑤回气管路，将灭菌室和大气相连，当内室干燥时，内室形成真空，通过回气管路，使内室和大气压平衡。⑥自动门与灭菌室密封管路，使用压缩空气或蒸汽，实现自动门与灭菌室的密封。

（2）主要部件：①门；②安全阀；③真空泵；④过滤器；⑤疏水阀；⑥温度表；⑦压力表；⑧其他功能：a. 压力蒸汽灭菌器应可预设多项程序；b. 应设有打印记录系统；c. 灭菌设备应具备报警功能；d. 灭菌设备还应具备可手动选择程序等功能；e. 应设有显示装置。

226. 何谓饱和蒸汽？

答：将容器内定量水加热，定压为 10 kgf/cm^2 时水的温度升高至183℃,并逐渐汽化为蒸汽。在这个定压下容器中的水和蒸汽的温度不再会上升,此时的温度即为10 kgf/cm² 压力下水的沸点,也称为饱和温度,其蒸汽称为饱和蒸汽。饱和程度为97％以上,即表示饱和蒸汽中仅有3％以下的水分和微量杂质。

227. 简述饱和蒸汽温度和压力的关系。

答:饱和蒸汽温度和压力数值基本对应并保持恒定的关系,灭菌温度是灭菌质量的要素之一,灭菌不是依靠蒸汽的动能(压力),而是利用蒸汽中的热能即"温度"进行灭菌。

228. 影响蒸汽质量的因素有哪些?

答:影响蒸汽质量的因素主要是产生蒸汽汽源用水的水质,一般至少应使用经过软化的水处理,灭菌器的自发蒸汽应使用纯化水,减少蒸汽中不可冷凝汽体的含量,有利用发挥潜伏热的效能。此外影响蒸汽质量的因素还包括蒸汽汽源压力不足;设备管线或部件问题,如管线过长又未合理的设疏水器,蒸汽管道没有设保温层、管线及门失修存在漏气等原因;设备操作不当,管道中留存的冷凝水没有彻底排净,造成蒸汽中水分增加而影响蒸汽质量。

229. 简述灭菌蒸汽用水标准。

答:根据 WS310.2—2009 附录 D 压力蒸汽灭菌器蒸汽用水标准,专用蒸汽发生器进水污染物的最高含量要求和蒸汽气源冷凝污染物的最高含量要求分别见表2、表3。

表2　专用蒸汽发生器进水污染物的最高含量要求

污染物种类	最高限值	污染物种类	最高限值
气化残余物	10 mg/L	氯离子（Cl^-）	2 mg/L
二氧化硅（SiO_2）	1 mg/L	五氧化二磷（P_2O_5）	0.5 mg/L
铁	0.2 mg/L	电导率（25℃）	5 $\mu S/cm$
钙	0.005 mg/L	pH 值	5～7.5
铅	0.05 mg/L	外观	无色、洁净、无沉淀
除铁、钙、铅以外的重金属	0.1 mg/L	硬度（碱土金属离子）	0.02 mmol/L

注：应在灭菌器进口处采样。

表3　蒸汽气源冷凝污染物的最高含量要求

污染物种类	最高限值	污染物种类	最高限值
二氧化硅（SiO_2）	0.1 mg/L	五氧化二磷（P_2O_5）	0.1 mg/L
铁	0.1 mg/L	电导率（25℃）	3 $\mu S/cm$
钙	0.005 mg/L	pH 值	5～7
铅	0.05 mg/L	外观	无色、洁净、无沉淀
除铁、钙、铅以外的重金属	0.1 mg/L	硬度（碱土金属离子）	0.02 mmol/L
氯离子（Cl^-）	0.1 mg/L		

注：应在灭菌器进口处采样。

230. 何谓灭菌设备运行物理监测？

答：灭菌设备运行时记录仪所记录的信息及各项参数称为物理监测或工艺监测，是进行灭菌运行质量监测的方法之一。

231. 简述记录仪的功能。

答：记录仪能够适时采集信息，采集频率高，能够连续完整地描述灭菌周期温度、压力、时间等变化状态并打印记录。

232. 灭菌参数采集的信号来自哪里？

答：各类灭菌参数采集信息的信号来自灭菌室温度传感器、温度记录仪传感器、灭菌时间控制传感器，以保证灭菌质量控制的安全性。

233. 消毒员应如何观察灭菌设备运行参数？

答：灭菌器在运行中，消毒员既要观察仪表参数，也要观察记录仪打印参数，并进行对比，了解两参数是否相符，全面动态地掌握灭菌设备运行情况。

234. 简述硬质容器和超大超重包装灭菌参数要求。

答：硬质容器和超大超重包装灭菌参数应遵循器械和设备厂家提供的灭菌参数，消毒供应中心对参数进行灭菌有效性测试和湿包检查。

235. 简述环氧乙烷灭菌器运行前的检查内容。

答：环氧乙烷灭菌器运行前必须检查以下内容：

（1）必须严格遵守厂商的操作说明。

（2）检查灭菌设备电源保持在接通状态。

（3）检查压缩空气源的压力值，应达到厂商要求的技术标准。

（4）根据所用设备进行特定的设备检查。

236. 简述环氧乙烷灭菌器的运行程序。

答：环氧乙烷灭菌器的运行程序大多由以下阶段组成：准备阶段（预热、预真空、预湿）；灭菌阶段（刺破气罐、灭菌、排气）；通气阶段；灭菌过程完成、通气。

237. 简述环氧乙烷灭菌完毕卸载前注意事项。

答：环氧乙烷灭菌完毕卸载前需注意：

（1）环氧乙烷灭菌的物品必须解析后使用。常用的解析时间与温度对应是:50℃时 12 h、55℃时 10 h、60℃时 8 h。

(2) 每个周期结束,必须检查打印的灭菌运行记录参数,包括时间、温度、湿度以及解析时间等。

(3) 使用 100％EO 气罐的灭菌器,每次周期结束应将用后的空气罐取出。

238. 简述低温过氧化氢等离子体灭菌器运行前的检查内容。

答:低温过氧化氢等离子体灭菌器运行前的检查内容:

(1) 电气检查:确保设备的电气连接正常并符合厂家的要求。

(2) 过氧化氢卡匣或罐装液体检查:在启动循环前按照消毒灭菌装置显示器上的信息指导更换空的或过期的卡匣;对于罐装的过氧化氢液体,要保证过氧化氢储存在适合的环境条件下,并有足够的过氧化氢量来保证灭菌成功。

(3) 灭菌舱检查:灭菌柜密封圈是保持灭菌舱处于真空状态的关键部件,切勿在门座或灭菌舱组件上使用粗糙的清洁工具。

239. 简述低温过氧化氢等离子体灭菌装载要求。

答:低温过氧化氢等离子体灭菌装载要求如下:

(1) 有间隔地排列物品,确保过氧化氢充分穿透与扩散。

(2) 禁止任何物品接触灭菌舱、门或电极,以免有损灭菌装置或器械,影响灭菌效果。

(3) 勿堆叠器械盒。

(4) 在电极和装载物之间至少提供 25 cm 的空间。

240. 简述低温过氧化氢等离子体灭菌常用参数。

答:低温过氧化氢等离子体灭菌常用参数为:过氧化氢作用浓度＞6 mg/L,灭菌腔壁温度 45℃～65℃,灭菌周期 28～

75 min。

241. 简述直接接触过氧化氢的危害及处理方法。

答:(1)过氧化氢本身具有较大刺激性,尤其在浓度较高时。按照美国职业健康协会的规定:过氧化氢 8 h 时间加权平均暴露浓度≤1 ppm。灭菌后过氧化氢如果没有彻底的分解和排除,仍然残留在包裹外甚至在器械上,将对医务工作者和患者造成职业暴露和健康的直接危害。

(2)过氧化氢直接接触眼睛可能造成无法治愈的组织损伤。如不慎入眼,用大量的水至少冲洗 15～20 min 后应立即就医。

(3)吸入过氧化氢气雾可使肺、咽喉和鼻受到严重刺激。若不慎吸入,应将吸入者移到空气新鲜的地方。

(4)过氧化氢直接接触皮肤可能造成严重刺激。过氧化氢灭菌完成循环后如发现带有水分或液体时,应戴耐化学腐蚀的乳胶、PVC 或腈纶手套;如衣服沾染过氧化氢,应立即脱下并用水彻底冲洗。

242. 简述低温蒸汽甲醛灭菌常用参数。

答:低温蒸汽甲醛灭菌常用参数为气体甲醛作用浓度 3～11 mg/L,灭菌温度 50℃～80℃,相对湿度 80%～90%,灭菌时间 30～60 min。

243. 简述戊二醛的属性。

答:戊二醛属灭菌剂,具有广谱、高效杀菌作用,对金属腐蚀性小,受有机物影响小等特点。戊二醛常用灭菌浓度为 2%。增效的复方戊二醛也可使用卫生行政机构批准使用的浓度。

244. 简述戊二醛灭菌的适用范围。

答:适用于不耐热的医疗器械和精密仪器等消毒灭菌,如胃镜等。

245. 简述戊二醛的灭菌方法。

答:常用的戊二醛灭菌方法是浸泡法。首先将清洗、晾干的待灭菌处理的医疗器械及物品浸没于装有戊二醛的容器中,加盖,浸泡10 h,然后取出,并用无菌水冲洗干净,再用无菌巾擦干使用。

246. 简述使用戊二醛灭菌的注意事项。

答:使用戊二醛灭菌的注意事项有:

(1) 戊二醛对手术刀片等碳钢制品有腐蚀性,使用前应先加入0.5%亚硝酸钠防锈。

(2) 使用过程中应随时监测戊二醛浓度。

(3) 戊二醛对皮肤有刺激性,接触时应戴橡胶手套及戴眼罩,防止溅入眼内或吸入体内。

(4) 盛装戊二醛消毒液的容器应加盖,防止挥发造成浓度降低,影响灭菌效果。

247. 简述过氧乙酸的属性。

答:过氧乙酸属灭菌剂,具有广谱、高效、低毒,对金属及织物有腐蚀性,受有机物影响大,稳定性较差等特点。其浓度为16%～20%(W/V)。

248. 简述过氧乙酸灭菌的适用范围。

答:过氧乙酸适用于耐腐蚀物品、环境及皮肤等的消毒和灭菌。

249. 如何配置过氧乙酸消毒液?

答:对二元包装的过氧乙酸,使用前按产品使用说明书要求将A、B两种液体混合。根据有效成分含量按稀释定律用去离子水将过氧乙酸稀释成所需浓度。具体步骤如下:

（1）测定过氧乙酸原液的有效含量(C)。

（2）确定欲配制的过氧乙酸的浓度(C')和 ml 数(V')。

（3）计算所需过氧乙酸原液的 ml 数(V)，$V=(V'×C')/C$。

（4）计算所需蒸馏水的 ml 数(X)，$X=V'-V$。

（5）取过氧乙酸原液 V ml，加入灭菌蒸馏水 X ml 后混匀。通过以上步骤就可得到所需浓度的过氧乙酸了。

250. 如何使用过氧乙酸溶液进行灭菌？

答：将待灭菌的物品放入装有过氧乙酸的容器中，加盖。对细菌芽孢污染的物品消毒时用 1‰（10 000 mg/L）过氧乙酸浸泡 5 min；灭菌时浸泡 30 min，取出用无菌蒸馏水冲洗干净并擦干后使用。

251. 简述使用过氧乙酸的注意事项。

答：使用过氧乙酸的注意事项：

（1）过氧乙酸不稳定，应储存于通风阴凉处，用前应测定有效浓度，原液浓度低于 12‰时禁止使用。

（2）稀释液现配现用。

（3）配制溶液时，忌与碱或有机物混合使用。

（4）过氧乙酸对金属有腐蚀性，对织物有漂白作用。金属制品与织物经浸泡消毒后，立即用清水冲洗干净。

（5）使用浓溶液时，应戴眼罩及手套，谨防溅入眼内或皮肤黏膜上，一旦溅上，立即用清水冲洗。

（6）消毒液被血液、脓液等污染的物品应适当延长时间。

第七章　储存与发放技术

252. 何谓无菌物品存放区？

答：无菌物品存放区是指 CSSD 内存放、保管、发放无菌物品的区域，为清洁区域。

253. 简述无菌物品存放区温度、相对湿度及换气次数的要求。

答：无菌物品存放区温度、相对湿度及换气次数要求如下：温度＜24℃，相对湿度＜70％，换气次数 4～10 次/小时。

254. 简述无菌物品存放区照明要求。

答：无菌物品存放区照明要求为：最低照度为 200 照度单位，平均照度为 300 照度单位，最高照度为 500 照度单位。

255. 简述储存无菌物品的注意事项。

答：储存无菌物品的注意事项：

（1）注意手的卫生，接触无菌物品前应洗手或手消毒，手部不佩戴戒指等饰物，防止划破外包装纸。

（2）保证足够的冷却时间，防止产生湿包。

（3）无菌包潮湿、包装破损、误放不洁处或掉落地面，应视为污染，需重新处理和灭菌。

（4）发现灭菌质量问题及时反馈灭菌人员或相关负责人。

（5）手术器械、敷料包的搬运应使用器械车，减少手部直接取放无菌物品的次数。器械篮筐或手术器械箱搬运中应平移，防止器械碰撞或磨损。

256. 简述无菌物品储存原则。

答:无菌物品储存原则有:

(1) 灭菌后物品应分类、分架存放在无菌物品存放区。

(2) 一次性使用无菌物品应去除外包装后,进入存放区。

(3) 物品存放架或柜应距地面高度 20～25 cm,离墙 5～10 cm,距天花板 50 cm。

(4) 物品放置应固定位置,设置标识。

(5) 接触无菌物品前应洗手或手消毒。

(6) 消毒后直接使用的物品应干燥、包装后专架存放。

257. 简述无菌物品储存效期。

答:无菌物品储存效期为:

(1) 当环境的温度、湿度达到 WS310.1 的规定时,使用纺织品材料包装的无菌物品有效期宜为 14 天;未达到环境标准时,有效期宜为 7 天。

(2) 医用一次性纸袋包装的无菌物品,有效期宜为 1 个月。

(3) 使用一次性医用皱纹纸、医用无纺布包装的无菌物品,有效期宜为 6 个月。

(4) 使用一次性纸塑袋包装的无菌物品,有效期宜为 6 个月。

(5) 硬质容器包装的无菌物品,有效期宜为 6 个月。

258. 简述无菌物品发放原则。

答:无菌物品发放原则:

(1) 发放无菌物品时,应核对各项信息,遵循先进先出原则。

(2) 应确认无菌物品的有效性。植入物及植入性手术器械应在生物监测合格后,方可发放。

(3) 发放记录应具有可追溯性。

（4）运送无菌物品的器具使用后，应清洁处理，干燥存放。

259. 何谓湿包？

答：湿包是指在灭菌周期完成后，灭菌包表面、包内或器械和盆具上出现潮湿、水滴和水团形式存在的水分的现象。具体如下：对每一个符合灭菌设备最大装载要求的辅料负载（7.5±0.5）kg，灭菌前后的质量增加不超过 1%，同时没有可见潮湿；对每一个灭菌设备最大装载要求的金属负载（10±0.1）kg，灭菌前后质量增加不超过 0.2%，同时没有可见的潮湿。不符合以上干度要求的物品为湿包。

260. 何谓包外湿包？

答：仅在物品包装外有明显的水渍和水珠，手感潮湿，且质量增加，称包外湿包。

261. 何谓包内湿包？

答：物品包内器械及容器内有水珠或包内敷料有明显水渍称包内湿包。

262. 导致湿包的原因有哪些？

答：导致湿包的原因有很多，如：

（1）器械和物品超过重量或体积标准。

（2）灭菌装载不规范。

（3）灭菌器性能不全或参数设置不当。

（4）蒸汽管路过长、冷凝水积聚。

（5）蒸汽质量不好及分布不均。

（6）冷却方法不正确。

263. 湿包如何处理？

答：灭菌运行完毕卸载时，发现湿包应重新包装、灭菌处理，并进行记录、原因分析和改进；使用者发现包内湿包时应及时反馈消毒供应中心,其器械、器具和物品不能作为无菌物品使用。

264. 如何处理紧急情况下灭菌植入型器械的发放?

答:紧急情况下灭菌植入型器械的发放,可参考生物 PCD 中 5 类化学指示物变色情况。5 类化学指示物合格可作为提前放行的标志,生物监测的结果应及时通报使用部门。

第八章　消毒与灭菌监测技术

265. 如何进行器械消毒质量控制？

答：(1) 器械消毒应符合 CSSD 消毒技术规范要求，建立并执行器械消毒的操作规程，一般感染器械先清洗后消毒，特殊感染器械先消毒后清洗。

(2) 器械消毒首选湿热消毒。湿热消毒时应监测并记录每次消毒的温度与时间或 A_0 值，监测结果应符合 WS310.2—2009 标准。

(3) 化学消毒时，应根据消毒剂的种类特点，每次使用前监测消毒液浓度、消毒时间和消毒时的温度，做好记录，结果应符合该消毒剂使用规定。

266. 如何监测湿热消毒效果？

答：(1) 主要采用物理监测方法，通过观察清洗设备自动控制系统对温度与时间进行测试与记录或 A_0 值。WS310.3—2009 5.4.2 规定消毒后直接使用的诊疗器械、器具和物品，湿热消毒温度应 $\geq 90℃$，时间 ≥ 5 分钟，或 A_0 值 $\geq 3\ 000$；消毒后继续灭菌处理的其湿热消毒温度应 $\geq 90℃$，时间 ≥ 1 分钟，或 A_0 值 ≥ 600。

(2) 日常监测：每次清洗设备运行时，通过设备自动测试打印记录，观察消毒维持的时间和温度，或 A_0 值。

(3) 定期监测：每年对设备消毒温度与时间等参数进行检测；新安装和大修后的设备应进行上述参数的检测，检测方法与检测结果应符合生产厂家的使用说明书或指导手册要求。

（4）监测结果判定：监测不合格，应及时查找原因；消毒后直接使用的物品应重新消毒处理。

267. ISO 将化学指示物分为哪几类？

答：ISO 将化学指示物分为六大类：

第一类：过程指示物，用于每个待灭菌的单位（如包裹、容器）外，以证明该单位暴露于灭菌过程和用于分辨已处理和未处理灭菌单位的化学指示剂，包括化学指示胶带、纸塑包装袋上的化学变色块。

第二类：B-D 试验指示物，用于特定试验的指示物，主要包括 B-D 测试等装置。

第三类：单参数指示物，只对灭菌过程中一个关键参数进行反应的化学指示物，例如某一温度熔化管。

第四类：多参数指示物，对灭菌过程中两个或两个以上关键参数进行反应的化学指示物，属于包内化学监测。

第五类：综合指示物，对灭菌过程中特定周期范围内的所有关键参数进行反应的化学指示物。在所标注的使用情况下，其性能模拟监测该灭菌过程的微生物的性能；监测结果近似于生物指示物，对于手术包裹可首选综合指示物，置于 PCD 内可作为非植入物符合紧急植入手术器械的放行依据。

第六类：模拟指示物，对灭菌周期规定范围内所有评价参数起作用的指示物，其标定值以所选各灭菌周期的设定值为依据，是周期确认型的化学指示剂。

268. 简述使用化学指示物的注意事项。

答：使用化学指示物时应注意：

（1）避免冷凝水。对于金属或玻璃类器械，首选第五类化学指示物或对包内指示物进行必要的隔水保护措施。

（2）化学指示胶带和指示物只能代表其所在这个包裹的灭菌情况，而不能反映其他物品的灭菌效果。

（3）使用者在使用无菌包时，应检查包外及包内化学指示物，并准确判断，确认其结果。

269. 压力蒸汽灭菌时物理、化学和生物监测的频率有何要求？

答：压力蒸汽灭菌时，应每次连续监测并记录灭菌时的温度、压力和时间等灭菌参数；每个待灭菌物品包外必须有指示胶带，高度危险性物品包内必须放置化学指示物；每周进行一次生物监测，植入性器械每批次进行生物监测；预真空灭菌器每天使用前必须做 B-D 试验。

270. 简述压力蒸汽灭菌器生物监测的操作步骤？

答：（1）选择有嗜热脂肪杆菌芽孢的标准测试包或自制包。

（2）将生物测试包放在灭菌器内最难灭菌处，一般压力蒸汽灭菌器为排气口上方或灭菌器厂家建议的最难灭菌位置；常规监测灭菌器（包括小型灭菌器）应处于满载状态，生物标准测试包应平放。

（3）必须选择同批号指示剂作为对照，且对照管为阳性。

（4）阳性对照组培养阳性，测试组培养阴性，判定为灭菌合格；反之，则不合格。

（5）对于紧急灭菌植入物，放行时应先打开生物测试包观察第五类化学指示物；第五类化学指示物合格可作为提前放行的标志；继续培养生物指示物，将结果及时通知使用部门。

271. 灭菌器安装、移位、大修后的监测要求有哪些？

答：灭菌器安装、移位、大修后应进行物理监测、化学监测和生物监测。物理监测、化学监测通过后，生物监测应空载连续监测三次，合格后灭菌器方可使用。监测方法应符合 GB18278 的有关要求。

272. 小型压力蒸汽灭菌器安装、移位、大修后的监测要求有哪些?

答:小型压力蒸汽灭菌器安装、移位、大修后的监测要求应满载连续三次生物监测,合格后灭菌器方可使用。

273. 预真空(包括脉动真空)压力灭菌器安装、移位、大修后的监测要求有哪些?

答:预真空(包括脉动真空)压力灭菌器安装、移位、大修后的监测要求应连续进行 B-D 测试并重复三次,合格后生物监测空载连续监测三次,两者都合格后灭菌器方可使用。

274. 低温环氧乙烷灭菌时应观察哪些物理参数?

答:低温环氧乙烷灭菌时应观察的物理参数包括时间、温度、压力、EO 气体浓度和相对湿度。

275. 低温环氧乙烷灭菌时物理、化学及生物监测频率有何要求?

答:低温环氧乙烷灭菌时应连续监测并记录灭菌时的温度、压力和时间等灭菌参数;灭菌参数应符合灭菌器的使用说明或操作手册。每个灭菌物品包外应使用包外化学指示物,作为灭菌过程标志;每包内最难灭菌位置放置包内化学指示物,通过观察其颜色变化,判定其是否达到灭菌要求。每灭菌批次进行生物监测。

276. 低温过氧化氢等离子灭菌时应观察哪些物理参数?

答:低温过氧化氢等离子灭菌时应观察每个灭菌周期的临界参数如舱内压、温度、过氧化氢浓度、电源输入和灭菌时间等灭菌程序参数,灭菌参数符合灭菌器的使用说明或操作手册的要求。

277. 低温过氧化氢等离子灭菌效果监测频率有何要求？

答：低温过氧化氢等离子灭菌效果监测频率：物理监测每次灭菌应连续监测并记录每个灭菌周期的临界参数；化学监测应每件灭菌物品包外使用包外化学指示物，每包内最难灭菌位置放置包内化学指示物；生物监测应每天至少进行一次灭菌循环的生物监测。

278. 低温甲酸蒸汽灭菌如何进行监测？

答：低温甲酸蒸汽灭菌应进行：

（1）物理监测法：每灭菌批次应进行物理监测。详细记录灭菌过程的参数，包括灭菌温度、湿度、压力与时间。灭菌参数符合灭菌器的使用说明或操作手册的要求。

（2）化学监测法：每个灭菌物品包外应使用包外化学指示物，作为灭菌过程的标志；每包内最难灭菌位置放置包内化学指示物，通过观察其颜色变化，判定是否达到灭菌合格要求。

（3）生物监测法：应每周监测一次，监测方法应符合国家的有关规定。

第九章　外来医疗器械与植入物清洗消毒灭菌技术

279. 何谓外来医疗器械?

答:由医疗器械生产厂家、公司租借或免费提供给医院可重复使用的医疗器械,称为外来医疗器械。

280. 何谓植入物?

答:植入物是指放置于外科操作造成的或者生理存在的体腔中,留存时间为30天或者以上的可植入型物品。

281. 简述外来医疗器械相关管理规定。

答:根据《医疗器械监督管理条例》第26条:

(1) 医疗器械经营企业和医疗机构应当从取得医疗器械生产企业许可证的生产企业或者取得医疗器械经营企业许可证的经营企业购进合格的医疗器械,并验明产品合格证明、进口注册证、准销证等卫生权威机构的认可证明,不得使用未经注册、无合格证明、过期失效或者淘汰的医疗器械。

(2) 所有植入物必须是经国家批准的人工假体,同时必须具备法人营业执照、医疗器械生产企业生产许可证或经营许可证、产品注册证、税务登记证。

282. 简述外来医疗器械的特点及其分类。

答:外来医疗器械具有数量多、品种繁、价格贵、结构复杂,不固定于医院等特点。常用外来医疗器械可分为动力工具、螺钉类、轴节类、结构复杂多关节类等。

283. 如何对外来医疗器械及植入物进行清洗消毒？

答：对外来医疗器械及植入物进行清洗消毒时应：

（1）根据厂方提供的清洗消毒方法进行清洗消毒，普通类器械首选机械清洗方法，采用全自动清洗消毒器进行清洗消毒。

（2）轴节、结构复杂多关节类器械：清洗时关节打开至最大化，可拆卸的部分尽量拆开，可以超声加手工清洗，或选择清洗消毒机清洗。如为手工清洗，消毒方式可选用：①湿热消毒：水温度$\geq 90\,℃$，时间≥ 1分钟，A_0值≥ 600；②75%酒精消毒。

（3）螺钉、钢板类细小植入物器械避免超声，应使用带盖、带孔的密网盒，以免丢失；空心螺钉及管腔类器械，应放置容器架，选择适宜的刷子，也可使用压力水枪、气枪进行清洗。

284. 简述包装外来医疗器械及植入物时的注意事项。

答：包装外来医疗器械及植入物时应注意：

（1）组装和装配时应核对器械数量、名称、规格。

（2）植入性器械应放在托盘内，仔细核对名称或代码标识。

（3）放置包内化学指示卡。

（4）可选择使用硬质容器包装，提供良好的微生物屏障，方便搬运，避免屏障在操作、存放中的损坏；可选择使用一次性无纺布或棉布，注意较大的手术器械封包胶带长度应适宜，保持闭合严密。

（5）外来器械包体积、重量要求：按照美国 AAMI ST79 规定，在常规灭菌的条件下，器械盒重量不超过 25 磅（11.34 kg），很多器械盒制造商规定重量不能超过 10 kg；如没有厂商的要求，则参照 WS310.2 的规定，脉动真空压力真空灭菌器体积不超过 30 cm×30 cm×50 cm，下排气压力蒸汽灭菌器不宜超过 30 cm×30 cm×25 cm，重量不宜超过 7 kg；数量多的手术器械应使用多个装载容器。

285. 外来医疗器械及植入物包外标识应注明哪些信息？

答：外来医疗器械及植入物包外标识应注明：使用科室、患者信息、手术医生、外来医疗器械及植入物名称和数量、灭菌器编号、灭菌批次、灭菌日期、失效日期、包装及核对者姓名或工号、消毒员姓名或工号、生物监测结果等；标识应具有可追溯性。

286. 灭菌外来医疗器械和植入物时有哪些要求？

答：灭菌外来医疗器械和植入物时应：

（1）首选压力蒸汽灭菌。根据厂家说明书或提供建议，选择低温环氧乙烷或过氧化氢等离子灭菌。

（2）超大超重器械包应根据厂家说明书或提供建议，选择灭菌及干燥时间，密切观察有无湿包发生。

（3）植入型器械应每批次做生物监测。

287. 简述外来医疗器械与植入物灭菌效果监测要求。

答：外来医疗器械与植入物灭菌效果监测要求是：

（1）应采用物理、化学和生物监测法监测，监测结果符合 WS310.3—2009 要求。

（2）物理、化学和生物监测中有一项不合格者，灭菌后物品不得发放，分析原因进行改进，直到监测结果符合要求。

（3）灭菌植入型器械应每批次进行生物监测，生物监测合格后方可发放。

（4）紧急情况灭菌植入型器械时，可在生物 PCD 中加用 5 类化学指示物，5 类化学指示物合格可作为提前放行的标志，生物监测结果应及时通知使用部门。

288. 发放外来医疗器械及植入物时需注意哪些要求？

答：发放外来医疗器械及植入物时需注意：

（1）按照无菌物品发放原则发放。检查包外化学指示胶带的变色情况、标识清晰度、有无湿包等。

（2）核对植入型手术器械生物监测结果,确认监测结果合格后方可发放。紧急情况下使用植入性手术器械时,第5类化学指示物合格可作为提前放行的标志,生物监测结果及时通知使用部门。

（3）核对各项信息,根据手术通知单,准备器械包与植入物器械清单。

（4）将植入物器械清单交手术室器械接收人员。

289. 为何灭菌外来医疗器械及植入物时容易产生湿包?

答:灭菌外来医疗器械及植入物时容易产生湿包,除发生湿包的常见因素如灭菌物品装载不规范,灭菌设备及管线问题影响蒸汽质量外,还因外来医疗器械数量多、体积大,如包装时不拆分,则其体积通常是超大超重包,影响蒸汽穿透及干燥,故灭菌外来医疗器械及植入物时容易产生湿包。

290. 如何解决外来医疗器械湿包问题?

答:要解决外来医疗器械湿包问题,除做好预防湿包的常见措施外,还应:

（1）认真检查清洗后外来租赁器械是否达到干燥要求。

（2）包装物品不宜过大过重,包内放置吸水纸。

（3）存放器械的硬质容器灭菌时应平放。

（4）遵循厂家说明书或提供的建议执行相关参数。

291. 植入型器械紧急放行后,生物监测阳性如何处理?

答:植入型器械紧急放行后,如生物监测阳性则应采取如下措施:

（1）生物监测阳性时,如植入型器械尚未使用,则通知使用部门停止使用;对已经使用该植入型器械的病人进行密切观察。

（2）CSSD及时向相关部门作出书面汇报,说明召回原因。

（3）检查灭菌过程的各个环节,查找灭菌失败的可能原因,并采取相应的改进措施后，重新进行生物监测，合格后该灭菌器方可正常使用。

（4）对该事件的处理情况进行总结，并向相关管理部门汇报。

292. 医院应如何管理外来医疗器械或植入物？

答：医院管理外来医疗器械或植入物时应做到：

（1）明确各部门、相关科室在外来医疗器械及植入物交接和清洗、消毒及灭菌过程中的责任。

（2）使用前本院 CSSD 应遵照 WS310.2 和 WS310.3 的规定清洗、消毒、灭菌与监测；使用后经清洗消毒方可交还器械供应商。

（3）应要求器械供应商提供外来医疗器械和植入物的说明书，说明书应包括清洗、消毒、包装、灭菌方法与参数，否则应拒绝使用；保证足够的处置时间，如为择期手术，器械供应商至少术前 1 天将所需手术器械及植入物送达；急诊手术应及时将器械送至 CSSD。

（4）应加强 CSSD 人员对外来医疗器械及植入物处置的培训，提高其专业能力。

第十章 动力工具清洗消毒灭菌技术

293. 何谓手术动力工具？

答：手术动力工具是指和动力系统连接，直接作用于人体组织的手术操作工具。

294. 手术动力工具可分为哪几类？

答：手术动力工具可分为：动力类型、作用类型、专科类型。

295. 动力工具按动力类型可分为哪几类？

答：动力工具按动力类型又可分为3类：直流、交流电动工具；气动工具（压缩气体）；电池驱动工具。

296. 动力工具按动力强度可分为哪几类？

答：动力工具按动力强度可分为2类：

（1）普通外科动力系统：主要适用于骨科、显微骨科等。

（2）外科微动力系统：主要为颌面外科、齿科、整形外科等专科设计。

297. 动力工具按作用类型可分为哪几类？

答：动力工具按作用类型可分为：动力钻、动力铣、动力锯、动力磨、动力刨削等。

298. 动力工具按专科类型可分为哪几类？

答：动力工具按专科类型分为：骨科、神经外科、心胸外科、耳鼻喉科、整形美容科工具等。

299. 充电电源动力工具有何特点？

答:充电电源动力工具具有以下特点:

(1) 优点:使用方便,体积小,不易污染,速度恒定,容易清洗。

(2) 缺点:电池寿命短,运转速度慢,手术中易断电,电池不可用压力蒸汽灭菌。

(3) 灭菌方式:选择低温灭菌。

300. 交流电源动力工具有何特点?

答:交流电源动力工具具有以下特点:

(1) 优点:电源稳定,动力充足,模式变化快,无极变速。

(2) 缺点:运转速度中等,术中电线拖赘,使用距离有限,术后清洗难。

(3) 灭菌方式:选择低温灭菌、压力蒸汽灭菌。

301. 气体推动动力工具有何特点?

答:气体推动动力工具具有以下特点:

(1) 优点:速度强劲,高速稳定,操作精细,组合丰富。

(2) 缺点:装配操作复杂,需要保护套,术中线路拖赘,使用距离有限,术后清洗难。

(3) 灭菌方式:选择低温灭菌、压力蒸汽灭菌。

302. 骨科动力工具的种类有哪些?

答:骨科动力工具的种类有:动力钻、动力锯、动力磨、动力刨削等。

303. 简述处理电动工具的注意事项。

答:电动工具结构精密、设计复杂,包含一系列管腔、通道、附件和多活动部件,处理这些部件要遵循制造商的建议,选择合适的清洗剂、消毒剂、清洗及灭菌方法,防止损坏器械。

304. 去污区回收动力工具时应注意哪些事项?

答：去污区回收动力工具时应注意：

（1）根据使用科室填写的申请单进行数量及信息的复核，防止丢失。

（2）评估使用科室预处理情况：动力工具使用后，使用科室应进行初步现场预处理，去除血迹、油迹等可视污染物，防止污物干涸。

（3）有锈迹时可用除锈剂；干涸血迹用含酶清洗剂浸泡；油渍用碱性清洗剂清洗。除锈剂、酶清洗液及碱性清洗剂具体配置浓度按厂家说明书执行。

（4）评估电动工具完整性：尤其注意钥匙、钻头固定器及其他部件有无缺损。

（5）分类放置，防止损坏。

305. 动力工具拆卸、分类时应注意哪些事项？

答：动力工具拆卸、分类时应注意：

（1）拆卸人员需经过专业人员培训。

（2）拆卸同时对零部件进行分类，较小的器械或零部件，用带盖密纹筐盛放，防止清洗过程中丢失。

（3）清洗前先将手机与标准连线、各种接头、钻头/铣刀拆分，保证器械拆卸到最小化。

（4）拆卸后应尽快对各组件进行清洗消毒。

（5）做好标识，标明组合拆分器械，以及是否需急用或特殊处理。

306. 简述动力钻清洗操作流程。

答：动力钻的清洗操作流程为：拆卸、分类、手工清洗、消毒、干燥、检查、组装。

307. 简述耐湿类刀具的手工清洗流程。

答：耐湿热类刀具的手工清洗流程为：

（1）流动水下冲洗。

（2）超声酶洗 5 分钟。

（3）小毛刷刷洗，注意钻头位置彻底漂洗。

（4）90℃≥1 分钟湿热消毒。

（5）其他消毒方式后纯水漂洗。

（6）干燥柜干燥 90℃10 分钟。

308. 简述手机、马达、微电机等不耐湿类动力工具的清洗流程及注意事项。

答：不耐湿类动力工具的清洗流程及注意事项为：

（1）与刀具连接部：可头端向下用合适毛刷刷洗。

（2）马达头部：可用蘸有清洁液的毛刷刷洗，湿软布擦拭干净。

（3）手机、马达、微电机表面：用蘸有清洁液的软布擦拭，再用湿纱布擦拭干净。

（4）注意缝隙、孔洞的清洗。

（5）75%乙醇软布擦拭消毒。注意：不可浸泡马达和所有附件；不可使用含氯或腐蚀性试剂擦拭；不可使用含戊二醛的溶液擦拭马达。

309. 简述清洗驱动附件类动力工具的注意事项。

答：清洗驱动附件类动力工具时应注意：

（1）中空的驱动附件（可冲洗）：在流动水下用小毛刷轻轻刷洗，中空部位选择与其直径匹配的毛刷单向刷洗。

（2）非中空的驱动附件：头端向下刷洗。

310. 常用动力工具的主要功能是什么？ 主要配件包括哪些？

答：常用动力工具的主要功能是骨骼钻孔或切割骨骼。主要配件包括：手柄、转换接头、锁钥匙、保护套、钻头、锯片等。

311. 简述常用动力工具冲洗流程。

答：常用动力工具冲洗流程：

（1）关闭电锯（钻）的保险开关。用软布（低纤维布）蘸清水（或蘸清洁剂），采用手工擦拭方法清洁电锯（钻）表面。

（2）拆下电锯（钻）的锯片保护套，再拆下锯片，放入密纹筐内，采用机械清洗消毒方法。

（3）打开电锯（钻）的保险开关。

（4）将电锯（钻）的头端浸泡于清水液面下，但警戒螺丝必须暴露于液面上。

（5）将电锯（钻）头端浸泡在酶清洗液中，按下开关使电锯（钻）运转，使隐藏于电锯（钻）内的骨屑和血污冲出，达到初步冲洗去污，也可配合使用刷子进行清洗除垢。

（6）清水冲洗电钻外表面及钻头固定器、钥匙、电池保护套、电池盖。注意：将部件成特定角度拿稳，防止水进入接口及其他部件中，切勿将部件浸入水中，如流入液体必须立即清除。

312. 简述清洗常用动力工具可拆部件时的注意事项。

答：清洗常用动力工具可拆部件时应注意：

（1）用软毛刷在水面下刷洗。

（2）清洗过程中不可将电钻完全浸入任何液体中，电池尾部放置电池处必须始终保持干燥。

（3）选择大小合适的毛刷，注意空心钻要用细长软刷刷洗腔体。

（4）可拆部件如钥匙、电池保护套、电池盖等应放入带盖网篮中超声清洗。

313. 简述清洗常用动力工具不可拆卸部件时的注意事项。

答：清洗常用动力工具不可拆卸部件时应注意：

（1）流动水下冲洗部件上清洗剂至净。

（2）难清洗的钻头,可用专用棉签擦拭,高压水枪冲洗。

（3）软布蘸酶清洁剂擦拭手柄外表面。

（4）流动水冲洗电池保护套、电池盖;高压水枪冲洗钻头固定器。

314. 简述常用动力工具电池清洗流程。

答:常用动力工具电池的清洗流程为:电池外套用流动水清洗,避免用水浸泡;软布仔细擦干,高压气枪干燥。

315. 简述常用动力工具手机清洗流程。

答:常用动力工具手机的清洗流程为:手机尖头朝下清洁液冲洗,用硬毛刷刷去手机末端残渣,低纤维素软布擦干,高压气枪干燥。

316. 简述常用动力工具组件清洗流程。

答:常用动力工具组件的清洗流程为:拆卸组件(钻头、锯片、磨头等),多酶清洗液浸泡,清水漂洗(机洗),烘干。

317. 简述动力工具干燥流程。

答:动力工具干燥流程为:

（1）清洗消毒后的器械应放置专用托盘等清洁处,用清洁低纤维絮干软布将电锯(钻)表面的水分擦干。

（2）然后按下开关,使其空转5～10秒,将电锯(钻)内的残余水分全部排出,确保电锯(钻)内部干燥。

（3）压力气枪吹干(特别是钻头固定器内的水分),置于干燥柜内彻底干燥,温度:70～90℃,时间:20分钟。

（4）管线类干燥后盘圈存放,保证大弧度盘绕,直径≥10 cm(或依据厂家要求),不折叠,无锐角。

318. 动力工具如何检查保养?

答:动力工具应按以下要求进行检查保养:

（1）进行清洗质量检查，主要检查部位符合清洗质量要求。

（2）按产品使用说明书，将拆装的器械进行组装，按产品说明要求操作。

（3）检查器械功能及完整性：锯片齿牙完整，电池充电性良好，有阀门的器械其阀门打开。

（4）检查器械清洁度：主机、附件、电池或输气管干燥无污迹、血迹、锈迹、水垢及蚀损痕迹。

（6）绝缘器械需要进行仔细的检查，以确保其绝缘性。若有专门的绝缘测试器，可在每次处理器械后使用，以鉴别器械绝缘体的完好性。

（7）电动工具形状完好，无凹陷与破损，配套吻合。电动工具前端或钻嘴锯片清洁，尖锐度呈平头状时须更换，磨损的锯片、钻头一定不能继续使用。

（8）检查保养：主机上专用润滑油，减少传动系统摩擦，保护微电机；及时更换磨损的钻头铣刀头，保护马达及控制模块；检查各部件连接后的运转情况，及时校准刀具位置，减少磨损。

319. 何谓接电或带电池的医疗器械？哪些器械需要进行绝缘性能安全性检查？

答：任何依靠电能或其他能源而不是直接由人体或重力产生的能源来发挥其功能的医疗器械，通常称为接电或带电池的医疗器械。常见的有骨科电钻、脑科电钻、耳钻电机、超声刀、双极电凝镊、双极电凝钳，包装前应进行绝缘性能安全性检查。

320. 简述检查保养动力工具的注意事项。

答：动力工具检查保养时应遵循以下注意事项：

（1）严格执行器械厂家维护保养手册。

（2）有腐蚀现象和功能损害的器械及时处理。

（3）选择使用动力器械的润滑剂时应依据生产厂家的建议

或说明书,口腔科牙钻等动力器械须使用专用的润滑剂。

321. 润滑动力工具时应注意什么?

答:润滑动力工具时应注意:

(1)润滑剂不可喷至过量,过多的润滑剂,将增大高速旋转时的摩擦力,导致工作温度过高。

(2)润滑时需用干净的布遮挡在微电机的散热口,以防止喷雾进入。

(3)每次润滑后,均需使微电机低速空转运行,将微电机内的润滑剂均匀分布,并清除多余的润滑液,空转转速和时间遵循厂家说明书。

(4)喷润滑剂时注意自我防护,防止喷溅以及气溶胶对操作者的伤害。

322. 动力工具包装要求及方式有哪些?

答:动力工具包装技术应符合行业标准要求,根据灭菌方式选择合适的包装材料,注意轻拿轻放,避免撞击。一般采用独立包装,常用的包装方式有纸塑复合包装、无纺布、棉布。

323. 如何选择动力工具灭菌方法及其要求有哪些?

答:(1)动力工具灭菌方法有:压力蒸汽、低温环氧乙烷、过氧化氢等离子等灭菌方法。

(2)灭菌动力工具时应根据产商说明书或建议选择灭菌方法,一般耐湿热的动力工具首选压力蒸汽灭菌;不耐湿热的动力工具选择符合行业标准要求的低温灭菌方式。灭菌时所用参数应根据产商说明书或建议执行。

324. 动力工具储存及发放要求有哪些?

答:动力工具储存及发放时除注意一般发放原则外,还应注意轻拿轻放,避免堆放,不宜堆压在其他物品之上。

第十一章 精密器械清洗消毒灭菌技术

325. 何谓精密器械？

答：精密器械是指精密、锐利、尖细、易损的器械，一般用于血管、神经、淋巴管、瓣膜、肌腱等精细部位的手术器械。

326. 精密器械包括哪几类？

答：精密器械通常包括以下几类：

（1）内镜类器械：各类腔镜器械、电切镜、鼻窦镜等。

（2）显微类器械：眼科、神经外科、血管外科、手足外科等专科显微器械。

（3）其他：吻合器、缝合器及其他特殊类器械。

327. 简述精密器械的特点。

答：精密器械通常具有以下特点：

（1）价格昂贵。

（2）结构复杂。

（3）具有较多细小附件。

（4）本身体积较细小。

（5）具有精细锐利端。

328. 如何做好精密器械使用后的预处理？

答：精密器械使用后，使用者应及时进行预处理，宜采用纯水冲洗，也可以采用保湿方法，如在器械、物品表面喷洒专用的保湿剂等。

329. 简述运送精密器械时的注意事项。

答：运送精密器械时应注意：

（1）容器外应有轻拿轻放标识。

（2）容器应平稳放置在回收车内明显、易拿取的位置，避免挤压、晃动。

（3）运送车辆的门应有锁扣，避免在运送途中车门自行打开。

（4）运送或搬运时动作应轻稳，减少震动。

330. 简述回收精密器械时的注意事项。

答：回收精密器械时应注意：

（1）初步检查部件数量、器械完好性，做好回收记录。

（2）精密、锐利器械应使用保护套或器械保护垫加以保护。

（3）细小器械、附件可用密纹筐等专用容器盛装，避免散落或丢失。

（4）存放容器大小应合适，防止震动。

331. 精密器械能采用超声波清洗吗？

答：清洗精密器械时，应严格遵循器械生产厂家的使用说明或指导手册。通常精密器械不适合在超声波清洗机中清洗，因为声波的振动或器械互相接触时，会造成磨损。如需超声波清洗时可选用多频转换的超声清洗机，宜使用 80～100 kHz 高频率超声波清洗，严格掌握超声清洗时间。同类器械批次超声清洗，禁摞放。

332. 简述手工清洗精密器械的注意事项。

答：手工清洗精密器械时应注意：

（1）专人清洗。

（2）精密器械应与普通器械分开清洗。

（3）能拆卸的部分应尽量拆开清洗；细小组件可放于密纹

筐内防止丢失。

(4) 清洗刷应细软,刷洗时保持顺向,不得来回刷洗,并避免触碰周围物品;禁止使用坚硬、锐利物品擦洗,防止细小尖端功能损坏。

(5) 做好清洗中、清洗后器械的保护如使用胶垫、卡槽、保护套、篮筐等。

333. 简述精密器械机械清洗时的注意事项。

答:精密器械机械清洗时应注意:

(1) 应与普通器械分篮筐盛放。

(2) 平整铺开,避免堆压。

(3) 精细器械或细小部件应用带盖密纹筐盛放。

(4) 特殊精密器械需用专用清洗架清洗。

(5) 根据器械生产厂家的使用说明或指导手册选择合适的清洗程序。

334. 如何清洗精密管腔类器械?

答:清洗精密管腔类器械应:

(1) 流动水下冲洗表面,选用专用管腔刷刷洗管腔内壁。

(2) 高压水枪或 50 ml 注射器冲洗,去除腔内污渍。冲洗时前端置于水下,不得触及容器。

(3) 根据生产厂家使用说明或指导手册选择是否超声清洗,如需超声清洗时应注意超声频率及时间。

(4) 流动纯水冲洗器械表面及管腔至水流成直线。

(5) 使用高压水枪、气枪时应注意水压及气压不宜过高。

335. 简述包装精密器械时应检查的内容。

答:包装精密器械时除做好清洗质量检查外,还应仔细检查其功能端有无变形缺损、是否对合良好、边缘或尖端有无卷曲、挂钩;螺钉是否齐全、旋转灵活,需要时可用带有光源的放大镜协助检查。

336．精密器械包装时应注意哪些事项？

答：精密器械包装时应注意：

（1）按照图文卡或器械明细单进行装配。

（2）应采取保护措施：器械的尖锐部分加保护套；精细或细小器械可用纸袋或容器盛放后包装，也可用硅胶垫、卡槽固定器械。

（3）包外有轻拿轻放标识，避免受压。

第十二章

内镜（腔镜）清洗消毒灭菌技术

337. 何谓内镜技术？

答：内镜技术是指通过自然孔道（如消化道、口鼻腔、尿道、阴道、肛门等），插入内窥镜（如胃镜、气管镜、膀胱镜、结肠镜等）来诊断和治疗疾病的技术。

338. 何谓腔镜技术？

答：腔镜技术是指通过人工通道（如切开皮肤、黏膜），插入腔镜（如胸腔镜、腹腔镜、关节镜、椎间盘镜等），对胸腹腔、关节和椎间盘等进行诊断和治疗疾病的技术。

339. 内镜按结构如何分类？

答：内镜按结构可分为：

（1）硬式内镜：镜身由金属和玻璃透镜制成，其光学图像质量高，不能曲转观察。其特点是小而光滑，没有细孔，容易清洗消毒与灭菌，如腹腔镜、关节镜等。

（2）软式内镜：镜身由高强纤维和导光纤维制成，其光学图像质量低于硬镜，但镜体柔软可曲。其结构特点是软而长，有细长的小孔，有交叉连接、闭塞的盲端、锐角和阀门；其镜身材料不耐高温，不易清洗消毒与灭菌，如消化内镜、呼吸内镜等。

340. 何谓硬式内镜？

答：硬式内镜是指用于疾病诊断、治疗的不可弯曲的内镜。

341. 硬式内镜的种类有哪些？

答：硬式内镜可分为腹腔镜、胸腔镜、关节镜、脑室镜、膀胱镜、输尿管镜、宫腔镜、鼻窦镜等。不同专科的内镜其光学目镜及器械有所不同。

342. 简述硬式内镜的特点。

答：硬式内镜特点有：精细易损、结构复杂、材质特殊、价格昂贵、使用频率高等。

343. 简述硬式内镜系统的组成？

答：硬式内镜系统由设备及成像系统、光学目镜及器械、附件等组成。

344. 硬式镜光学目镜的基本参数有哪些？

答：硬式内镜光学目镜的基本参数包括直径（以 mm 表示，如5 mm、10 mm……）、工作长度（以 cm 表示，如 30 cm、18 cm……）、视角（以度表示，如 0°、30°、70°……）等，其根据具体专科的实际需要不同而有所不同。

345. 硬式内镜设备及成像系统包括哪些？

答：硬式内镜设备及成像系统包括：监视器、摄像主机及摄像头、冷光源、气腹机、电刀、超声刀、台车等。

346. 硬式内镜器械及附件包括哪些？

答：硬式内镜器械及附件包括各类操作器械如操作钳、穿刺器等，连接线如导光束、电极连接线等。

347. 简述操作钳基本分类。

答：操作钳基本分类有按功能及结构分类。其按功能分类可以分为抓钳、分离钳、活检钳、剪刀等；其按结构分类可分为手柄、外套管、操作内芯三部分。

348. 简述导光束的连接方式及其功能。

答：导光束连接方式有：短头连接镜子、长头连接光源主机口。

导光束功能是传输光，把光源传导到镜子上，最终把光源传导到体内。因此导光束不能用力拉伸、弯曲或受压，以避免撕裂光源线的表皮和光束。

349. 硬式内镜使用后应如何预处理？

答：硬式内镜预处理应：

（1）在手术过程中必须将血液的残留物、皮肤消毒剂和易导致锈蚀性药物等随时清除。

（2）手术结束后，器械护士在器械台上应立即用湿纱布反复擦洗内镜及器械，去除血液、黏液等残留污物。

（3）器械运送至供应中心后应立即在流动水下冲洗，管腔器械使用高压水枪冲洗管腔。

350. 硬式内镜为何强调保湿运送？

答：因为硬式内镜结构复杂，管腔狭窄，污垢残留在狭窄的管腔中难以清除，且可能导致关节部位功能无法正常使用，干涸的残留物严重妨碍硬式内镜的功能，因此强调需保湿运送，以便清洗。

351. 硬式内镜保湿方法有哪些？

答：硬式内镜保湿方法包括：

（1）湿毛巾法，将器械放入两层湿毛巾之间。

（2）沉水箱法，器械使用后应立即打开关节，沉入配置好的多酶密闭箱中，盖好密封盖。

（3）使用保湿剂。

352. 简述回收硬式内镜时的注意事项。

答：回收硬式内镜时应注意：

（1）回收人员规范着装，注意个人防护。

（2）回收工具应准备齐全，光学目镜应使用带盖卡槽的专用盒，器械可使用带卡槽的专用盒或器械保护盒垫，以防运输途中碰撞损坏；为避免器械混淆，应设置标识牌。

（3）清点器械数量时应检查器械是否完整，镜面、螺钉、垫圈、密封圈是否缺失或损坏。

（4）检查器械功能时应注意：①目测光学目镜清晰无裂痕、无破损；②导光束及摄像头连接线无打折，表面无划痕、无破损；③器械及附件齐全，组合器械的配件、垫圈、密封圈齐全，无损坏、无缺失；操作钳闭合完好等。

（5）核对器械清单并签字，器械损坏、缺失或数量误差应立即与使用科室沟通。

353. 简述硬式内镜分类时的注意事项。

答：分类硬式内镜时应注意：

（1）操作人员应规范着装，注意个人防护，穿隔离衣或防水围裙、戴圆帽、护目镜、口罩、手套。

（2）分类工具齐全，如清洗筐、标识牌、器械架等。

（3）应根据内镜、器械、附件以及其污染程度不同进行分类。

（4）应根据内镜、器械及附件的精密程度及材质是否耐湿耐热进行分类，分别装载，便于清洗。

（5）将分类后的组合器械拆分后放置在同一清洗筐内，小物件应选择密纹清洗筐，并检查螺帽、垫圈、密封圈是否缺失或损坏。

354. 光学目镜应如何进行清洗、消毒、干燥？

答：光学目镜需单独手工清洗，轻拿轻放，可放置于硅胶垫

上防止滑落,注意防止划伤光学目镜镜面,严禁使用超声清洗。具体流程如下:

（1）操作人员规范着装,注意个人防护,应穿隔离衣或防水围裙、戴圆帽、护目镜、口罩、手套。

（2）清洗:①在流动水下清洗;②使用含医用清洗剂的海绵或软布洗涤;③流动水下漂洗;④软水、纯化水终末漂洗。

（3）消毒:可采用75％乙醇进行擦拭消毒。

（4）干燥:应保持台面清洁,避免二次污染。可采用擦拭法进行干燥,使用专用镜头纸擦拭光学目镜镜面。

355. 导光束及连接线应如何进行清洗、消毒、干燥?

答:导光束及连接线清洗、消毒、干燥流程包括:

（1）操作人员规范着装,注意个人防护,应穿隔离衣或防水围裙,戴帽子、护目镜、口罩、手套。

（2）清洗:①清水擦拭导光束及连接线的两端,中间导线部分按标准手工清洗流程冲洗;②使用含医用清洗剂的海绵或软布擦拭导光束及连接线的两端,中间导线部分按标准手工清洗流程进行洗涤;③清水漂洗,方法同上;④软水、纯化水终末漂洗,方法同上。

（3）消毒:可采用75％乙醇进行擦拭消毒。

（4）干燥:应保持台面清洁,避免二次污染。可采用擦拭法进行干燥。

356. 硬式内镜器械及附件应如何进行手工清洗?

答:硬式内镜器械及附件手工清洗流程包括:

（1）操作人员规范着装,注意个人防护,应穿隔离衣或防水围裙,戴帽子、护目镜、口罩、手套。

（2）预处理:用流动水初步冲洗,除去血液、黏液等污染物;管腔器械应使用高压水枪进行管腔冲洗;拆卸后的小附件应放在专用密纹清洗筐中冲洗,防止丢失。

（3）酶浸泡:如器械上污物干涸明显或使用后未保湿放置时间过久,可将冲洗后的器械置于酶溶液中浸泡5～10分钟,酶溶液的配置和浸泡时间参照厂家说明,浸泡时应对管腔类器械进行灌注。

（4）洗涤:医用清洗剂进行器械及附件的洗涤,选用各类合适的刷洗工具于液面下进行刷洗;器械的轴节部、弯曲部、管腔内用软毛刷彻底刷洗。

（5）超声清洗:可超声清洗的器械及附件使用超声波清洗机进行超声清洗,时间宜3～5分钟,根据器械污染程度可适当延长超声清洗时间,不应超过10分钟。

（6）漂洗:流动水冲洗器械及附件,管腔器械应用高压水枪进行管腔冲洗,冲洗时水流通畅,喷射的水柱成直线、无分叉。

（7）终末漂洗:应用软水、纯化水进行器械及附件的彻底冲洗。

（8）终末处理:医用清洗剂应一洗一换,清洗槽、清洗工具每天使用后进行消毒处理。

357. 手工清洗后的硬式内镜器械及附件应如何进行消毒、润滑、干燥?

答:手工清洗后的硬式内镜器械及附件消毒、润滑、干燥流程包括:

（1）消毒:可采用湿热消毒法或75%乙醇进行消毒,也可用酸性氧化电位水消毒,使用酸性氧化电位水消毒后应终末漂洗,建议根据硬式内镜器械及附件材质选择消毒方法。

（2）润滑:消毒完毕后应使用医用润滑剂对器械进行润滑保养,尤需注意器械可活动节点、轴节、螺帽螺纹、阀门等处的润滑,以保证器械的灵活度,可选择喷雾或浸泡方法。光学仪器系统、垫圈和带电流的部件不得使用润滑油。润滑剂配置和使用方法按生产厂家说明书执行。

（3）干燥：应保持台面清洁，避免二次污染。管腔器械可使用压力气枪进行干燥处理，注意保证气枪干燥的时间和压力；器械及附件宜采用干燥柜干燥，根据材质不同调节干燥温度及时间，密封圈等塑胶类配件干燥温度不能过高。

358. 硬式内镜器械及附件应如何进行机械清洗消毒？

答：硬式内镜器械及附件机械清洗消毒流程包括：

（1）操作人员规范着装，注意个人防护，应穿隔离衣或防水围裙、戴圆帽、护目镜、口罩、手套。

（2）预处理：用流动水初步冲洗，除去血液、黏液等污染物；管腔器械应使用高压水枪进行管腔冲洗及合适的毛刷刷洗；拆卸后的小附件、配件应放在专用密纹带盖清洗筐中，防止丢失。

（3）酶浸泡：如器械上污物干涸明显或使用后未保湿、放置时间过久，应将冲洗后的器械置于酶溶液中浸泡 $5\sim10$ 分钟，浸泡时应对管腔类器械进行灌注，浸泡后再上架。

（4）上架装载：根据生产厂家说明书或建议使用内镜器械支架，正确规范装载。

（5）选择操作程序：清洗机清洗程序应含清洗、洗涤、漂洗、终末漂洗、消毒、润滑干燥；消毒 A_0 值符合规范要求（$\geqslant600$）。

359. 简述穿刺器的用途及组成？

答：穿刺器主要用于穿刺皮肤，形成器械、光学目镜操作通路。其组成由套管、穿刺器、密封帽、通气阀、多功能泵组成。

360. 简述穿刺器的拆卸流程。

答：穿刺器的拆卸流程分别为：拆卸穿刺器转换器、拆卸转换器密封帽、拔出穿刺器内芯、拆卸穿刺器密封帽、旋转多功能阀、拆卸多功能阀、拆卸通气开关螺帽、拆卸通气开关至完成。

361. 简述气腹针的用途及拆卸流程。

答：气腹针主要用途为进气，确保穿刺部位达到腹腔并保护皮肤。

其拆卸流程为旋开气腹针套管，拔出气腹针内芯，拆卸通气开关螺帽，拆卸通气开关至完成。

362. 简述手柄带锁齿硬镜操作钳拆卸流程。

答：手柄带锁齿硬镜操作钳拆卸流程为：打开手柄锁齿，拆卸手柄，旋转内芯，抽出内芯，打开冲洗口至完成。

363. 简述手柄不带锁齿硬镜操作钳拆卸流程。

答：手柄不带锁齿硬镜操作钳拆卸流程为：拆卸手柄，旋转内芯，抽出内芯，打开冲洗口至完成。

364. 简述冲洗吸引器组成及拆卸流程。

答：冲洗吸引器由吸引管、连接器组成，其管腔一端为进出水一体口，一端为进水口分体口；上水口为清水，平出水口为吸引废液口，可控开关为可拆卸部件。

其拆卸流程为：旋转冲洗开关螺帽、拆卸螺帽、拆卸完整冲洗开关至完成。

365. 如何对清洗消毒后的光学目镜进行检查？

答：检查清洗消毒后的光学目镜时应：

（1）操作人员规范着装，操作前保持手部清洁。

（2）检查用物，包装台面清洁。

（3）检查光学目镜清洁度如表面、镜面、目镜端、物镜端、导光束接口处，均应符合清洗质量标准。

（4）检查光学目镜性能。

366. 简述检查光学目镜性能包括哪些内容。

答：检查光学目镜性能包括：

（1）观察镜体是否完整无损坏。

（2）观察镜面是否有裂痕。

（3）观察导光束接口处是否损坏。

（4）检查镜头成像质量,将镜头对准参照物缓慢旋转360°进行目测,图像应清晰、无变形(检查时参照物距离目镜应在5 cm之内),若图像不清晰,首先排除污物,重新清洁,如仍不清晰,用放大镜检查有无裂痕、划痕或碎屑。

（5）有弧影但视野清晰表明内镜外壳上有凹痕。

（6）若盖玻片(物镜)上有雾,表明密封端有泄漏,应联系维修。

（7）检查轴杆有无凹陷或刮伤,轴杆是否平直等。

367. 如何对清洗消毒后的导光束进行检查?

答:检查清洗消毒后的导光束应:

（1）操作人员规范着装,操作前应保持手部清洁。

（2）检查清洁度:对导光束进行表面清洁度检查,应符合清洗质量标准。

（3）检查导光束表面是否有破损。

（4）检查导光束功能:将导光束的一端对准室内光源,在导光束一端上下移动大拇指,检查另一端有无漏光区(光区灰影表明纤维断裂,如灰影部分超过2/3,应维修或更换;操作中不可将导光束一端接入冷光源,用眼睛看另一端,强光会损害眼睛)。

368. 如何对清洗消毒后的硬镜器械及附件进行检查?

答:检查清洗消毒后的硬镜器械及附件时应:

（1）操作人员规范着装,操作前保持手部清洁。

（2）检查清洁度:对器械及附件进行全面的清洁度检查,确保器械表面、关节、齿牙处及管腔处光洁,无血渍、水垢、锈斑等残留物质,符合清洗质量标准。

（3）检查其功能完好性。

369. 简述硬镜器械及附件功能检查的具体内容。

答：硬镜器械及附件功能检查具体内容包括：

（1）器械零件应齐全无缺失，每件器械应结构完整，轴节关节灵活无松动。

（2）器械关节及固定处的铆钉、螺丝等应齐全、正常紧固。

（3）器械操作钳关闭钳端时应闭合完全。

（4）套管、密封圈完整无变形，闭孔盖帽无老化。

（5）弹簧张力适度和卡锁灵活。

（6）剪刀、穿刺器应锋利、无卷刃。

（7）穿刺器管腔通畅。

（8）带电源器械应行绝缘性能检查，目测检查绝缘层有无裂缝或缺口。

（9）手握器械检查绝缘层是否和金属内芯包裹紧实无松动。

（10）有条件的建议使用专用检测器进行绝缘性能等安全检查。

370. 简述硬式内镜装配包装原则。

答：硬式内镜装配包装原则包括：

（1）应对干燥后每一件器械进行清洁度各功能检查、保养。

（2）应按照建立的图文卡和器械明细单，依据装配技术规程进行器械装配、包装。

（3）为避免内镜、器械及附件在操作、运输过程中发生损坏，应使用专用的硬质容器或将器械摆放在器械盒或篮筐中，并使用器械固定架或保护垫。

（4）根据灭菌方法选择与其相适应的包装材料，不同灭菌方法的器械分开包装；等离子灭菌应使用专用包装材料（如硬质容器、医用无纺布、特卫强包装材料等），不应在器械托盘中使用泡沫材料垫；密封式包装方法只适合于体积小、重量轻或单独包装的器械。

371. 简述硬式内镜装配包装注意事项。

答：硬式内镜装配包装注意事项：

（1）根据器械清单明细核对器械的种类、规格和数量，按照器械的使用顺序摆放器械。

（2）光学目镜宜放置于专用带盖、带卡槽的器械盒内进行单独包装。

（3）导光束及摄像连接线大弧度盘绕，直径应大于 10 cm，无锐角。

（4）组装内镜器械的外套、内芯和手柄，在将某种器械插入或退出内镜器械操作/器械通道时，必须处于基本平直（无偏转）的位置。

（5）锋利的器械如锥、针类、穿刺器等，应采用固定架、保护垫或使用保护帽。

（6）所有的空腔、阀门应打开，保证灭菌介质的穿透，避免由于压力改变对器械造成不必要损伤。

（7）操作中轻拿轻放，每件器械不碰撞、不叠放；功能不全的器械进行修理或更换。

372. 包装硬式内镜的医用材料有哪些？

答：包装硬式内镜的医用材料有硬质容器（是指带有有效无菌屏障系统的硬质密闭医用包装材料）、医用无纺布、纺织品包装、医用纸袋、医用纸塑袋、特卫强包装材料等。

373. 何谓特卫强医用包装材料？

答：特卫强医用包装材料是由无数的细小的 100% 高密度聚乙烯纤维通过喷纺技术纺粘而成，具有不含粘着剂、质轻而强韧、洁净剥离、抗微生物渗透能力强等特点。

374. 简述硬式内镜灭菌操作原则。

答：硬式内镜灭菌操作原则包括：

（1）根据硬式内镜、器械及附件的材质耐受性和使用要求选择灭菌方法。

（2）根据器械生产厂家提供的使用指导要求选择灭菌方法，生产厂家应提供内镜、器械及附件的灭菌方法及技术参数。

（3）灭菌设备操作技术和方法应严格遵守灭菌设备的使用和操作规程并符合国家行业标准规定。

（4）硬式内镜不可随意更换灭菌方式；能耐高温、高压的首选压力蒸汽灭菌。

（5）禁止使用快速压力蒸汽灭菌程序以及卡式炉灭菌硬式内镜。

375. 简述硬式内镜灭菌时注意事项。

答：硬式内镜灭菌时注意事项：

（1）内镜上标有"可耐压力蒸汽灭菌"—"Autoclave"标识的设备，可选用压力蒸汽灭菌，操作时必须严格按照生产厂家的说明书及灭菌建议选择灭菌参数，不应超过灭菌建议所规定的温度和时间，相对长的灭菌时间会对器械产生较大损坏。

（2）选择过氧化氢低温等离子灭菌的物品彻底清洗后必须确保充分干燥。

（3）过氧化氢低温等离子灭菌装载时应符合规范，金属物品和非金属物品宜混合装载，有利于过氧化氢的有效穿透和均匀扩散。

（4）环氧乙烷灭菌后物品应根据灭菌器生产厂家的使用说明进行充分地通风解析后使用，确保环氧乙烷残留量符合规定。

（5）灭菌物品不应裸露，应包装后灭菌。

376. 何谓软式内镜？

答：用于疾病诊断、治疗的可弯曲的内镜。

377. 简述软式内镜配套系统的组成。

答：软式内镜配套系统一般由内镜、冷光源、摄像系统、监视器组成。

378. 简述软式内镜的组成。

答：软式内镜的组成由先端部、弯曲部、插入部、操作部、导光软管、电源连接部等组成。

379. 软式内镜诊疗中心的管理要求有哪些？

答：软式内镜诊疗中心的管理要求包括：

（1）应建立健全岗位职责、清洗消毒操作规程、质量管理、监测、设备管理、器械管理及职业安全防护管理制度和突发事件的应急预案。

（2）应遵循标准预防的原则，将所有用于患者诊疗操作后的软式内镜均视为具有感染性，应立即进行清洗消毒处理，并进行人员防护。

（3）工作人员进行内镜诊疗或者清洗消毒时，应遵循标准预防原则和《WS/T311 医院隔离技术规范》的要求做好个人防护，穿戴必要的防护用品。

（4）每天诊疗工作结束后，应对诊疗环境进行清洁和消毒处理。

380. 简述软式内镜诊疗中心的建筑布局基本要求。

答：软式内镜诊疗中心的建筑布局基本要求有：

（1）应设立办公室、患者候诊室（区）、诊疗室、清洗消毒室、配件与敷料库等，其面积应与工作需要相匹配，并兼顾未来发展规划的需要。

（2）应根据开展的内镜诊疗项目设置相应的诊疗室。

（3）不同部位内镜的诊疗工作应分室进行；上消化道、下消化道内镜的诊疗工作不能分室进行的，应分时间段进行；不同部位内镜的清洗消毒工作的设备应当分开。

381. 软式内镜清洗消毒室应配备哪些基本清洗消毒设施、设备？

答：软式内镜清洗消毒室应配备的基本设施设备有：专用流动水清洗消毒槽（四或五槽）或内镜清洗消毒机、超声清洗机、负压吸引器、水处理装置；全管道灌流器（宜采用自动灌流器）；各种内镜专用毛刷、50 ml 注射器、棉棒；压力水枪、气枪、干燥设备；计时器；与所采用的消毒、灭菌方法相适应的必备的消毒、灭菌器械；内镜及附件运送容器；不掉屑柔软的擦拭布、垫巾；手卫生装置，采用非手触式水龙头。

382. 如何执行软式内镜床侧预处理？

答：执行软式内镜床侧预处理流程包括：

（1）内镜检查术毕应立即用含洗涤剂湿纱布或湿纸巾擦拭内镜外表面的黏液等分泌物。

（2）将内镜前端蛇头部分放入稀释好的内镜专用酶洗涤液中，反复送气与送水至少 10 秒，吸引酶洗液冲洗管腔。

（3）从内镜主机上拔下内镜并盖上防水帽送到内镜清洗消毒室。

383. 如何执行软式内镜测漏？

答：检查软式内镜是否出现渗漏是内镜日常保养和维护中需要注意的关键环节：

（1）应每天与工作结束时对当天使用的软式内镜测漏一次；条件允许时，宜每次清洗前测漏。

（2）将内镜放入盛有适量清洗用水的清洗槽内。

（3）先取下活检入口阀门,吸引器按钮和送气送水按钮。

（4）连接好测漏装置,并注入压力。

（5）将内镜插入部浸入水中,同时向各个方向弯曲内镜先端,观察有无气泡冒出。

（6）如有渗漏,应及时保修送检。

（7）测漏情况应有记录。

384. 简述软式内镜清洗的步骤。

答: 软式内镜清洗步骤为:

（1）在流动水下彻底冲洗,用海绵或纱布反复擦洗镜身,同时将操作部清洗、刷洗干净,刷洗时注意避免划伤镜面。

（2）取下活检入口阀门、吸引器按钮和送气送水按钮,用清洁毛刷彻底刷洗活检孔道的导光软管的吸引管道,刷洗时必须两头见刷头,并洗净刷头上的污物。

（3）安装全管道灌流器、管道插座、防水帽和吸引器,吸引器反复抽吸活检孔道。

（4）全管道灌流器接 50 ml 注射器,吸清水注入送气送水管道。

（5）用吸引器吸干活检孔道的水分。

（6）彻底清洗内镜各部件,管腔应使用高压水枪冲洗,可拆卸部分必须拆开清洗。

（7）内镜附件如活检钳、细胞刷、导丝、碎石器、网篮、异物钳等,使用后先放入清水中,用小刷刷洗钳瓣内面和关节处。

（8）清洗纱布应当采用一次性使用的方式,清洗刷应当一用一消毒。

385. 简述软式内镜的酶洗洗涤步骤。

答: 软式内镜的酶洗洗涤步骤是:

（1）多酶洗液的配置和浸泡时间按照产品说明书执行。

（2）将清洗后的内镜置于酶洗槽中，用注射器抽吸多酶洗液至少 100 ml，冲洗送气送水管道，用吸引器将含酶洗液吸入活检孔道，操作部用多酶洗液擦拭。

（3）清洗后的附件、各类按钮和阀门用多酶洗液浸泡，附件还需在超声清洗机内清洗 5～10 分钟。

（4）多酶洗液应当每清洗 1 条内镜后更换。

386．简述软式内镜的漂洗步骤。

答：软式内镜的漂洗步骤是：

（1）经多酶洗液浸泡后的内镜，用高压水枪或注射器彻底冲洗各管道，以去除管道内的多酶洗液及松脱的污物，同时冲洗镜身的外表面。

（2）用高压水枪或 50 ml 注射器向各管道充气，排出管道内的水分，以免稀释消毒剂。

387．简述软式内镜的消毒步骤。

答：使用后的内镜必须经过预洗、清洗、酶洗、漂洗，才能进入消毒程序：

（1）将清洗擦干后的内镜及各部件置入消毒槽并全部浸没于消毒液中，用注射器或灌流器吸引消毒剂，并灌满各管道。

（2）非全浸没式内镜的操作部，必须用清水擦拭后再用 75％乙醇擦拭消毒。

（3）软式内镜高水平消毒可选用过氧乙酸、邻苯二甲醛、戊二醛、二氧化氯、酸性氧化电位水等。

（4）采用其他消毒剂、自动清洗消毒器或其他消毒器进行清洗消毒时，必须符合卫生部《内镜清洗消毒技术操作规范》的相关规定，严格按照使用说明进行操作。

388．采用 2％碱性戊二醛对内镜进行消毒、灭菌时有何要求？

答：采用 2% 碱性戊二醛对内镜进行消毒、灭菌时的要求包括：

（1）采用 2% 碱性戊二醛消毒内镜时，胃镜、肠镜、十二指肠镜浸泡不少于 10 分钟，气管镜浸泡不少于 20 分钟，结核分枝杆菌、其他分枝杆菌等特殊感染患者使用后内镜浸泡不少于 45 分钟。

（2）采用 2% 碱性戊二醛对需要灭菌的内镜灭菌时，必须浸泡 10 小时。使用前必须用无菌水彻底清洗，以去除残留的消毒剂。

（3）当日不再继续使用的胃镜、肠镜、十二指肠镜、支气管镜等需要消毒的内镜采用 2% 碱性戊二醛消毒时，应当延长消毒时间至 30 分钟。

389. 简述软式内镜的终末漂洗步骤。

答：为防止消毒后残留消毒剂的毒性，必须使用纯化水充分冲洗内镜：

（1）内镜消毒后，洗消人员应更换手套将内镜从消毒槽取出，置入终末漂洗槽。

（2）用压力气枪或注射器向各管道充气，排出管道内的消毒液。

（3）安装全管道灌流器（或使用压力水枪），用纯化水冲洗内镜各管道至少 10 秒。

（4）用纯化水冲洗内镜的外表面、部件及附件。

390. 简述软式内镜的干燥步骤。

答：软式内镜的干燥步骤是：

（1）将终末漂洗干净的内镜置于铺设无菌巾的专用干燥台，无菌巾 4 小时更换一次。

（2）用 75% 乙醇冲洗所有管道。

（3）用压力气枪、洁净压缩空气向所有管道充气，至其完全干燥。

（4）用无菌擦拭布、压力气枪干燥内镜外表面及各部件，擦拭布应一用一更换。

（5）取下清洗消毒时的各种专用管道和按钮，换上诊疗用的各种部件和附件，用于下一患者的诊疗。

391. 如何储存软式内镜？

答：储存软式内镜时应：

（1）储柜内表面或镜房墙壁内表面应光滑，无缝隙，以便于清洁，每周清洁消毒一次，污染时随时消毒。

（2）内镜储存库房应清洁、干燥、通风好、温度适宜，避开阳光直射、高温、潮湿和X线照射。

（3）每日诊疗结束，将干燥后的内镜储存于专用洁净镜柜或镜库内，插入部和连接部均应垂直悬挂，弯角固定钮应置于自由位，并将所有活检入口阀门、吸引器按钮和送气送水按钮取下。

（4）灭菌后的内镜、附件及相关物品应当遵循无菌物品储存要求进行储存。

392. 操作部位不能进水的内镜如何清洗？

答：少数内镜操作部位不宜进水，清洗此类内镜时，可以将镜身没入水中进行清洗、消毒，而操作部位则握持于手中用清水擦拭后再用75%乙醇擦拭。

393. 如何监测对软式内镜的清洗效果？

答：对软式内镜的清洗效果监测包括：

（1）应采用目测方法对每件内镜及其附件进行检查。内镜及其附件的表面、关节处应光洁，无血渍、污渍、水垢等残留物质和锈斑；功能完好，无损毁。清洗质量不合格的，应重新处理；功能损毁的应及时维修或报废。

（2）可采用蛋白残留测定、ATP 生物荧光测定法等监测其清洗效果，定期测定诊疗器械、器具和物品的蛋白残留或其清洗效果。

394. 软式内镜的清洗监控及管理要点有哪些？

答：内镜清洗是成功消毒的关键，成功的清洗需要完善的监控措施及管理制度。清洗监控及管理要点是控制每个可能影响内镜清洗质量的关键参数，包括：

（1）时间作用的监控及管理：无论物理作用还是化学作用都需要时间来产生效应，清洗程序的每个环节都需要对时间因素进行监控，因此明确规定内镜室一定要配置计时器来监控每个环节的作用时间。每个操作者都应明确时间对于清洗的重要作用，应派专人负责登记监控并随时抽查。

（2）物理作用的监控及管理：包括对刷洗和喷淋的力度、角度、时间、位置等环节进行全面监控，并做出明确要求。对于使用超声波仪器进行清洗的单位，还要根据所购买的内镜特点设定超声波的频率、时间，并登记。

（3）化学作用的监控及管理：包括对水质和清洗剂进行监控。应安装水处理设备，定期对水质进行检查，禁止使用非流动水对内镜进行清洗；对清洗剂的监控主要是针对内镜各个部件的自身特点，采用与之匹配的清洗剂，并参照说明进行配置；清洗过程应有其理想温度，这取决于清洗剂的化学成分和污物类型，如清洗开始就用高温会使蛋白质固定，所以清洗过程以常温开始，应随时进行抽查。

395. 内镜消毒灭菌合格的标准是什么？

答：经消毒后的内镜合格标准为：细菌总数＜20 cfu/件，不得检出致病菌；经灭菌后的内镜合格标准为：无菌检测合格。

396. 应如何对软式内镜消毒灭菌效果进行监测？

答：消毒灭菌效果监测包括：

（1）消毒内镜应每季度进行生物学监测。

（2）监测数量：内镜数量≤5 条的，每次全部监测；多余 5 条的，每次监测数量不低于 5 条；当内镜室放置清洗、消毒的工作人员变动时，内镜清洗消毒机新安装或维修后，应增加监测的比例和次数。

（3）监测方法和结果判定遵循行业标准进行。

397. 软式内镜清洗消毒应登记哪些内容？

答：登记内容包括：诊疗日期、病人 ID、使用内镜的编号（内镜编号应具唯一性）、清洗消毒时间以及操作人员姓名；对连续使用的消毒剂应遵循标准要求进行浓度监测并登记。

398. 如何消毒处理吸引瓶、清洗槽？

答：吸引瓶、清洗槽的消毒处理应按照：

（1）清洗吸引瓶、吸引管后，用有效氯含量为 500 mg/L 的含氯消毒剂或 2 000 mg/L 的过氧乙酸浸泡消毒 30 分钟，刷洗干净，干燥备用。

（2）清洗槽、酶洗槽、冲洗槽经充分刷洗后，用有效氯含量为 500 mg/L 的含氯消毒剂或 2000 mg/L 的过氧乙酸擦拭。

（3）消毒槽在更换消毒剂时必须彻底刷洗。

399. 内镜按消毒要求如何分类？

答：内镜按消毒要求可分为：

（1）灭菌内镜：特指与无菌组织和血液、体液接触的内镜，如腹腔镜、关节镜、脑室镜、肾盂镜、羊水镜、膀胱镜和宫腔镜等，在使用前必须为无菌状态。

（2）消毒内镜：特指与人体自然孔道接触的内镜，其所受污染不仅是自然孔道微生物，也可能被血液内致病因子或外界微生物所污染，如喉镜、气管镜、支气管镜、胃镜、肠镜、乙状结肠镜、直肠镜等，在使用前必须应用高水平消毒剂进行严格消毒。

400. 从事内镜清洗消毒工作人员应完成哪些培训及考核内容？

答：应完成培训及考核内容包括：内镜的结构、拆洗方式及维护保养知识、清洗流程和质量控制方法、灭菌方法选择和操作规程、灭菌效果监测方法和要求、标准预防措施和个人防护、医院感染预防与控制的相关知识等。

401. 从事内镜（腔镜）清洗消毒灭菌处理的基本设施设备有哪些？

答：基本设施、设备包括：

（1）清洗消毒设备：如清洗消毒器、超声波清洗器等。

（2）清洗设施和用具：如清洗水槽、压力水枪、压力气枪、各种规格的内镜清洗刷。

（3）灭菌设备：如压力蒸汽灭菌器、过氧化氢低温等离子体灭菌器、环氧乙烷灭菌器等低温灭菌设备。

（4）干燥设施、设备。

（5）工作台：如污染器械分类工作台、清洗后器械检查、保养、包装工作台等。

（6）内镜及附件运送装置：如污器械回收车、无菌物品发放车、硬式内镜器械盒等。

（7）水处理设施、设备。

口腔诊疗器械清洗消毒灭菌技术

402. 何谓口腔器械？其有何特点？

答：口腔器械是指用于预防、诊断、治疗口腔疾患和口腔保健的可重复使用器械、器具和物品。其特点为种类繁多、精密度高、形态不一、材质各异、结构精细、使用频繁、价格昂贵、使用后器械表面的污染物不易清洁，是病原体传播的载体。

403. 何谓牙科手机？

答：牙科手机是用来向牙科工具或器具传递（带转换或不带转换）工作所需能量的手持工具夹。

404. 何谓根管器具？

答：根管器具是指用来对根管进行探查、穿透、预备或充填的器具，如根管锉、根管扩大器、根管光滑髓针等。

405. 何谓牙洁治器？

答：牙洁治器是专门设计和（或）用于清除牙齿表面牙垢的手动或电动牙科器械。

406. 何谓高度危险性口腔器械？

答：高度危险性口腔器械是指穿透口腔软组织、接触骨、进入或接触血液或其他无菌组织的口腔器械。

407. 高度危险性口腔器械有哪些？

答：高度危险性口腔器械可分为：

（1）拔牙器械类：如拔牙钳、牙挺、牙龈分离器、牙根分离器、牙齿分离器、凿等。

（2）牙周器械类：如牙洁治器、刮治器、牙周探针、超声工作尖等。

（3）根管器具类：根管扩大器、各类根管锉、各类根管扩孔钻、根管充填器等

（4）手术器械类：包括种植牙、牙周手术、牙槽外科手术用器械、种植牙用和拔牙用牙科手机等。

（5）其他器械类：牙科车针、排龈器、刮匙、挖匙、电刀头等。

408. 何谓中度危险性口腔器械？

答：中度危险性口腔器械是指与完整口腔黏膜相接触，而不进入人体无菌组织、器官和血流，也不接触破损皮肤、破损黏膜的口腔器械。

409. 中度危险性口腔器械有哪些？

答：中度危险性口腔器械可分为：

（1）检查器械：口镜、镊子、器械盘等。

（2）正畸用器械：正畸钳、带环推子、取带环钳子、金冠剪等。

（3）修复用器械：去冠器、拆冠钳、印模托盘、垂直距离测量尺等。

（4）各类充填器：银汞合金输送器。

（5）其他器械：牙科手机，卡局式注射器，研光器，吸唾器，用于舌、唇、颊的牵引器，三用枪头，成形器，开口器，金属反光板，拉钩，挂钩，橡皮障夹，橡皮障夹钳等。

410. 何谓低度危险性口腔器械？

答：低度危险性口腔器械是指不接触患者口腔或间接接触患者口腔，参与口腔诊疗服务，虽有微生物污染，但在一般情况下无害，只有受到一定量的病原微生物污染时才能造成危害的

口腔器械。

411. 低度危险性口腔器械有哪些?

答:低度危险性口腔器械可分为:

(1) 调刀:模型雕刻刀、钢调刀、蜡刀等。

(2) 其他器械:橡皮调拌碗、橡皮障架、打孔器、牙锤、聚醚枪、卡尺、抛光布轮、技工钳等。

412. 简述处理口腔器械的基本原则。

答:处理口腔器械的基本原则是:口腔器械应一人一用一消毒和(或)灭菌;高度危险性口腔器械应达到灭菌水平;中度危险性口腔器械应达到灭菌水平或高水平消毒;低度危险性口腔器械应达到中水平消毒或低水平消毒;口腔综合治疗台及其配套设施应每日清洁、消毒,遇污染应及时清洁、消毒;对口腔器械进行清洗、消毒或灭菌的工作人员,在操作过程中应当做好个人防护工作。

413. 简述手工清洗口腔器械的注意事项。

答:手工清洗口腔器械时应注意:

(1) 手工清洗时水温宜为 15℃～30℃。

(2) 去除干涸的污渍宜先用酶清洁剂浸泡,浸泡后再进行刷洗或擦洗。

(3) 刷洗器械时应在水面下进行,防止产生气溶胶。

(4) 管腔器械应用压力水枪冲洗,可拆卸部分应拆开后清洗。

(5) 应选用相匹配的刷洗用具、用品,避免磨损器械。

(6) 清洗用具、清洗池等应每日清洁和消毒。

414. 简述超声清洗口腔器械的注意事项。

答:超声清洗口腔器械时应注意:

（1）清洗时应盖好超声清洗机盖子，防止产生气溶胶。

（2）应根据器械的不同材质选择相匹配的超声频率、时间和温度。

（3）口腔小器械超声清洗时宜配备专用网篮，防止遗留和丢失。

415. 如何手工清洗牙科手机？

答：牙科手机使用后在带车针情况下，应使用牙科综合治疗台的水、气系统冲洗牙科手机内部水路、气路30秒；将牙科手机从快接口或连线上卸下，取下车针、去除表面污染物（带光纤牙科手机可用气枪吹净光纤表面的颗粒和灰尘，擦净光纤表面污渍；带螺纹的牙科手机表面可用软毛刷在流动水下清洗）。使用压力罐装清洁润滑油清洁牙科手机进气孔管路，或使用压力水枪冲洗进气孔内部管路，然后使用压力气枪进行干燥。

416. 简述手工清洗牙科手机的注意事项。

答：手工清洗牙科手机时应注意：

（1）使用压力罐装清洁润滑油过程中，应使用透明塑料袋或纸巾包住机头部，避免油雾播散。

（2）部件可拆的种植牙专用手机应拆开清洗；不可拆的种植牙专用手机可选用压力水枪进行内部管路清洗。

（3）使用压力水枪清洗牙科手机后应尽快使用压力气枪进行内部气路的干燥，避免轴承损坏。

（4）压力水枪和压力气枪的压力宜在 2～2.5 bar，不宜超过牙科手机使用说明书标注压力。

（5）牙科手机不宜浸泡在液体溶液内清洗。

（6）使用罐装清洁润滑油清洁内部的过程中，如有污物从机头部位流出，应重复上述第3项操作直到无污油流出为止。

417. 简述牙科手机的机械清洗方法。

答：牙科手机的机械清洗方法为：

（1）手工冲洗去除牙科手机表面污染物。

（2）将牙科手机放入机械清洗设备内,固定牙科手机,选择正确的清洗程序。

（3）机械清洗设备内应配有牙科手机专用接口,其清洗水流、气流符合牙科手机的内部结构。

（4）机械清洗设备用水宜选用纯化水、软水或蒸馏水。

418. 简述机械清洗牙科手机的注意事项。

答：机械清洗牙科手机时应注意：

（1）电源马达不应使用机械清洗。

（2）牙科手机清洗后内部管路应进行充分干燥。

（3）牙科手机不宜选用超声波清洗。

（4）牙科手机不宜与其他口腔器械同时清洗。

419. 牙科手机保养的注意事项有哪些?

答：牙科手机保养时应注意：

（1）压力灌装润滑油连接相匹配的注油适配器或接头,对牙科手机注入润滑油。

（2）特殊注油方式参考厂家或供应商使用说明书执行。

（3）清洁注油时应将注油接头与牙科手机注油部位固定,以保证注油效果。

（4）避免油雾播散。

（5）选择压力灌装清洁润滑油对牙科手机清洁时,可以不用再次注入润滑油。

（6）可用自动注油养护机选择适宜的注油程序对牙科手机进行注油。

（7）牙科手机可选择清洗注油一体机进行清洗、润滑保养。

420. 如何正确清洗超声洁治器手柄和工作尖?

答:清洗超声洁治器手柄和工作尖时应:

(1)工作尖可用超声波清洗机单独清洗,不宜与其他硬物混在一起,以免损坏。

(2)手柄不能用超声波清洗机清洗,可用酶清洁液或中性清洗液、清水清洗。具体清洗方法参考厂家或供应商使用说明书执行。

(3)工作尖、手柄清洗擦干后分别独立包装进行压力蒸汽灭菌。

421. 纸塑包装牙科手机时应注意哪些内容?

答:纸塑包装牙科手机时应注意:

(1)纸塑包装袋应有明显的灭菌指示标识、灭菌日期及失效期、灭菌器编号、灭菌批次。

(2)纸塑包装袋纸面应避免被润滑油浸湿,以免影响灭菌过程中蒸汽穿透。

(3)纸塑包装袋尺寸应适合手机大小。

(4)封口处距包装手机距离应≥2.5 cm,封口宽度应≥6 mm,避免经压力蒸汽灭菌后封口处爆破。

(5)医用热封机在每日使用前应检查参数的准确性。

422. 如何清洗种植工具及器械?

答:清洗种植工具及器械时,应严格遵守法律法规和消毒灭菌要求进行清洗、灭菌、保养,防止交叉感染。

(1)手术后应立即清洗种植工具,并将钻针和安全止动环分开。

(2)超声清洗时,请使用硅胶垫,防止相互摩擦碰撞。

(3)取出工具盒内颜色标记,清洗钻孔。

(4)清洗溶液应严格按照厂家规定配比。

(5)用流动蒸馏水冲洗钻针缝隙和工具盒,使用尼龙刷或塑料刷清洁钻针及工具盒表面污垢。

（6）用不起毛的绒布擦干钻针和工具盒。

（7）用不含油的气枪吹干钻。

（8）检查有无损坏和腐蚀，如有请及时更换。

423. 如何清洗种植工具中的棘轮扳手？

答：清洗种植工具中的棘轮扳手应：

（1）棘轮扳手要拆开清洗并干燥。

（2）用不掉毛的棉布擦干每个部件。

（3）用没有油的气枪吹干缝隙。

（4）检查有无被损坏和腐蚀的迹象，用喷雾式手机润滑油或普通润滑油润滑棘轮扳手内部零件，组装棘轮扳手以备消毒。

424. 如何清洗碧兰麻注射器？

答：碧兰麻注射器可以采用手工、超声清洗或全自动清洗消毒机清洗，需要注意螺纹处及摆放药瓶的空腔处的清洗质量，可用棉签擦拭的方式检测清洗质量，必要时拆开清洗。

425. 如何清洗口腔科小器械？

答：口腔科小器械一般采用超声波清洗器清洗，清洗前在流动水下冲洗，清洗后再次在流动水及纯水下冲洗，最后用软布轻轻吸干小器械上的水分。

426. 如何清洗口腔科印模托盘？

答：清洗口腔科印模托盘前，应先剥除大块藻酸盐印模材料，再用专用藻酸盐印模材托盘清洗剂浸泡后清洗。

第十四章　区域化消毒供应中心管理技术

427. 何谓区域化消毒供应中心？

答：区域化消毒供应中心是指具备对所在区域内多家医疗机构（医院、门诊、诊所、保健机构等）的全部可重复用医疗器械进行接收、清洗、包装、消毒、灭菌及发放功能的消毒供应中心。

428. 建立区域化消毒供应中心有哪些优点？

答：建立区域化消毒供应中心的优点有：

（1）实施区域性可重复使用医疗器械、器具和物品同质化、规范化管理。

（2）达到公立医院和社会医疗机构资源共享，降低医疗成本。

（3）有效控制医院感染，保证医疗安全。

（4）降低一次性物品的使用，减少人民群众就医费用。

（5）减少医源性污染对外环境的影响。

429. 目前区域化消毒供应中心运行模式至少有哪几种？

答：目前区域化消毒供应中心运行模式至少有如下三种：政府投资模式、医院投资模式、社会投资模式。

430. 实行区域化集中管理的消毒供应中心至少应具备哪些基本要求？

答：实行区域化集中管理的消毒供应中心至少应具备以下基本要求：

（1）完善的信息化质量追溯系统。

（2）供需双方签订合作协议,明确双方责任。

（3）应制定区域化集中管理的制度及工作流程。

（4）具备机械化清洗设备和运输条件。

（5）纳入辖区卫生行政主管部门的工作质量控制系统。

431. 实行区域化集中管理对被服务医疗机构有哪些基本要求?

答:实行区域化集中管理对被服务医疗机构有以下基本要求:

（1）签订合作协议,明确双方责任和义务。

（2）被服务医疗机构应提供室内交接场所。

（3）交接人员相对固定并具备相关专业知识。

（4）可重复使用医疗器械、器具和物品使用后应做好预处理,密封存放。

（5）保障无菌物品存放符合相关规范要求。

432. 区域化消毒供应管理模式常见有哪些问题?

答:区域化消毒供应管理模式常见有以下问题:

（1）定性定位问题。

（2）资质认定问题。

（3）收费管理问题。

（4）成本控制问题。

（5）质量风险问题。

433. 如何减少区域化消毒供应管理模式中存在的问题?

答:随着医疗成本的不断上升,社会卫生资源紧缺的矛盾日益突出,专业化、信息化、集中化将成为消毒供应专业发展的必然趋势,区域化消毒供应管理模式有其可行性和必要性。为减少区域化消毒供应管理模式中存在的问题,尚需加强以下几方向面的建设:

（1）制订完善的政策配套系统，建立健全的相关制度规范。

（2）加强消毒供应中心专业人员队伍建设，强化素质能力，提高管理水平。

（3）加强风险教育和监督管理，定期评价考核。

434. 卫生行政部门应如何加强对区域消毒供应管理？

答：各级卫生行政部门、卫生监督部门要按照属地管理原则，切实履行对辖区内集中化消毒供应中心的监督管理职责，将日常监管与专项督查结合起来。每年对区域化消毒供应实施校验。区域化消毒供应机构在运行过程中，如存在医疗安全隐患，所在地卫生行政部门应责令其限期整改，逾期不整改或整改不到位者，上报省级卫生行政部门，吊销其《消毒供应中心验收合格证》。

ICS 11.020
C05

WS

中华人民共和国卫生行业标准

WS 310.1—2009

医院消毒供应中心

第1部分：管理规范

Central sterile supply department (CSSD)

Part Ⅰ: management standard

2009-04-01 发布

2009-12-01 实施

中华人民共和国卫生部 发布

WS 310.1—2009

前　言

根据《中华人民共和国传染病防治法》、《医院感染管理办法》制定本标准。

本标准工作区域的温度、相对湿度和照度要求部分参照了美国 ANSI/AAMI ST79:2006 医疗设备中蒸汽消毒和灭菌保证综合指南(ANSI/AAMI ST79:2006 Comprehensive guide to steam sterilization and sterility assurance in health care facilities)。

本标准第 7.2.1、7.2.4.3、8.1.2 条为推荐性，其余为强制性。

本标准由卫生部医院感染控制标准专业委员会提出。

本标准主要起草单位：卫生部医院管理研究所、北京大学第一医院、北京协和医院、中国疾病预防控制中心、上海瑞金医院、广州市第一人民医院、江苏省南京市卫生局、煤炭总医院、北京大学人民医院。

本标准主要起草人：巩玉秀、幺莉、李六亿、任伍爱、张青、张流波、李新武、钱黎明、冯秀兰、王易非、钟秀玲、武迎宏、张宇、黄靖雄。

I

附录1　医院消毒供应中心

第1部分：管理规范

1　范围

本标准规定了医院消毒供应中心（CSSD）管理要求、基本原则、人员要求、建筑要求、设备、设施、耗材要求和相关部门管理职责与要求。

本标准适用于医院CSSD和为医院提供消毒灭菌服务的社会化消毒灭菌机构。暂未实行消毒供应工作集中管理的医院，其手术部（室）的消毒供应工作应执行本标准。

已采取污水集中处理的其他医疗机构可参照使用。

2　规范性引用文件

下列文件中的条款通过本标准的引用而成为本标准的条款。凡是标注日期的引用文件，期限随后所有的修改（不包括勘误内容）或修订版均不适用于本标准，然而，鼓励根据本标准达成协议的各方研究是否可使用这些文件的最新版本。凡不注明日期的引用文件，其最新版本适用于本标准。

GB5749　生活饮用水卫生标准

GB/T19633　最终灭菌医疗器械的包装

WS310.2　医院消毒供应中心　第2部分：清洗消毒及灭菌技术操作规范

WS310.3　医院消毒供应中心　第3部分：清洗消毒及灭菌效果监测标准

消毒技术规范　卫生部

3 术语和定义

下列术语和定义适用于本标准。

3.1 消毒供应中心 central sterile supply department，CSSD

医院内承担各科室所有重复使用诊疗器械、器具和物品清洗消毒灭菌以及无菌物品供应的部门。

3.2 去污区 decontamination area

CSSD 内对重复使用的诊疗器械、器具和物品，进行回收、分类、清洗、消毒（包括运送器具的清洗消毒等）的区域，为污染区域。

3.3 检查、包装及灭菌区 inspection and packing sterilization area

CSSD 内对去污后的诊疗器械、器具和物品，进行检查、装配、包装及灭菌（包括敷料制作等）的区域，为清洁区域。

3.4 无菌物品存放区 sterilized articles store area

CSSD 内存放、保管、发放无菌物品的区域，为清洁区域。

3.5 去污 decontamination

去除被处理物品上的有机物、无机物和微生物的过程。

3.6 外来医疗器械 loaner instrumentation

由医疗器械生产厂家、公司租借或免费提供给医院可重复使用的医疗器械。

4 管理要求

4.1 医院

4.1.1 应采取集中管理的方式，对所有需要消毒或灭菌后重复使用的诊疗器械、器具和物品由 CSSD 回收，集中清洗、消毒、灭菌和供应。

4.1.2 内镜、口腔诊疗器械的清洗消毒，可以依据卫生部有关的规定进行处理，也可集中由 CSSD 统一清洗、消毒。外来医疗器械应按照 WS310.2 的规定由 CSSD 统一清洗、消毒、灭菌。

4.1.3 应理顺 CSSD 的管理体制，使其在院长或相关职能部门的直接领导下开展工作。

4.1.4 应将 CSSD 纳入本机构的建设规划,使之与本机构的规模、任务和发展规划相适应;将消毒供应工作管理纳入医疗质量管理,保障医疗安全。

4.1.5 鼓励符合要求并有条件医院的 CSSD 为附近医疗机构提供消毒供应服务。

4.2 消毒供应中心

4.2.1 应建立健全岗位职责、操作规程、消毒隔离、质量管理、监测、设备管理、器械管理(包括外来医疗器械)及职业安全防护等管理制度和突发事件的应急预案。

4.2.2 应建立质量管理追溯制度,完善质量控制过程的相关记录,保证供应的物品安全。

4.2.3 应建立与相关科室的联系制度

4.2.3.1 主动了解各科室专业特点、常见的医院感染及原因、掌握专用器械、用品的结构、材质特点和处理要点。

4.2.3.2 对科室关于灭菌物品的意见有调查、有反馈,落实持续改进,并有记录。

5 基本原则

5.1 CSSD 的清洗消毒及监测工作应符合 WS310.2 和 WS310.3 的规定。

5.2 诊疗器械、器具和物品的再处理应符合使用后及时清洗、消毒、灭菌的程序,并符合以下要求:

a) 进入人体无菌组织、器官、腔隙,或接触人体破损的皮肤、黏膜、组织的诊疗器械、器具和物品应进行灭菌。

b) 接触皮肤、黏膜的诊疗器械、器具和物品应进行消毒。

c) 被朊毒体、气性坏疽及突发原因不明的传染病病原体污染的诊疗器械、器具和物品,应执行 WS310.2 中规定的处理流程。

6 人员要求

6.1 医院应根据 CSSD 的工作量及各岗位需求,科学、合理配置具有执业资格的护士、消毒员和其他工作人员。

6.2 CSSD 的工作人员应当接受与其岗位职责相应的岗位培训，正确掌握以下知识与技能：

a）各类诊疗器械、器具和物品的清洗、消毒、灭菌的知识与技能。

b）相关清洗、消毒、灭菌设备的操作规程。

c）职业安全防护原则和方法。

d）医院感染预防与控制的相关知识。

6.3 应建立 CSSD 工作人员的继续教育制度，根据专业进展，开展培训，更新知识。

7 建筑要求

7.1 基本原则

医院 CSSD 的新建、扩建和改建，应遵循医院感染预防与控制的原则，遵守国家法律法规对医院建筑和职业防护的相关要求，进行充分论证。

7.2 基本要求

7.2.1 CSSD 宜接近手术室、产房和临床科室，或与手术室有物品直接传递专用通道，不宜建在地下室或半地下室。

7.2.2 周围环境应清洁、无污染源，区域相对独立；内部通风、采光良好。

7.2.3 建筑面积应符合医院建设方面的有关规定，并兼顾未来发展规划的需要。

7.2.4 建筑布局应分为辅助区域和工作区域。

7.2.4.1 辅助区域包括工作人员更衣室、值班室、办公室、休息室、卫生间等。工作区域包括去污区、检查、包装及灭菌区（含独立的敷料制备或包装间）和无菌物品存放区。

7.2.4.2 工作区域划分应遵循的基本原则如下：

a）物品由污到洁，不交叉、不逆流。

b) 空气流向由洁到污;去污区保持相对负压,检查、包装及灭菌区保持相对正压。

7.2.4.3 工作区域温度、相对湿度、机械通风的换气次数宜符合表1要求;照明宜符合表2的要求。

表1 工作区域温度、相对湿度及机械通风换气次数要求

工作区域	温度/℃	相对湿度/(%)	换气次数(次/h)
去污区	16~21	30~60	10
检查、包装及灭菌区	20~23	30~60	10
无菌物品存放区	低于24	低于70	4~10

表2 工作区域照明要求

工作面/功能	最低照度/(lux)	平均照度/(lux)	最高照度/(lux)
普通检查	500	750	1 000
精细检查	1 000	1 500	2 000
清洗池	500	750	1 000
普通工作区域	200	300	500
无菌物品存放区域	200	300	500

7.2.4.4 工作区域设计与材料要求,应符合以下要求:

a) 去污区、检查、包装及灭菌区和无菌物品存放区之间应设实际屏障。

b) 去污区与检查、包装及灭菌区之间应设洁、污物品传递通道;并分别设人员出入缓冲间(带)。

c) 缓冲间(带)应设洗手设施,采用非手触式水龙头开关。无菌物品存放区内不应设洗手池。

d) 检查、包装及灭菌区的专用洁具间应采用封闭式设计。

e) 工作区域的天花板、墙壁应无裂隙,不落尘,便于清洗和消毒;地面与墙面踢脚及所有阴角均应为弧形设计;电源插座应采用防水安全型；地面应防滑、易清洗、耐腐蚀；地漏应采用防返溢式；污水应集中至医院污水处理系统。

8　设备、设施

8.1　清洗消毒设备及设施医院应根据CSSD的规模、任务及工作量，合理配置清洗消毒设备及配套设施。设施应符合国家相关标准或规定。

8.1.1　应配有污物回收器具、分类台、手工清洗池、压力水枪、压力气枪、超声清洗装置、干燥设备及相应清洗用品等。

8.1.2　宜配备机械清洗消毒设备。

8.2　检查、包装设备：应配有带光源放大镜的器械检查台、包装台、器械柜、包装材料切割机、医用热封机及清洁物品装载设备等。

8.3　灭菌设备及设施：应配有压力蒸汽灭菌器、无菌物品装、卸载设备等。根据需要配备灭菌蒸汽发生器、干热灭菌和低温灭菌装置。各类灭菌设备应符合国家相关标准，并设有配套的辅助设备。

8.4　储存、发放设施：应配备无菌物品存放设施及运送器具等。

8.5　防护用品

8.5.1　根据工作岗位的不同需要，应配备相应的个人防护用品，包括圆帽、口罩、隔离衣或防水围裙、手套、专用鞋、护目镜、面罩等。

8.5.2　去污区应配置洗眼装置。

9　耗材要求

9.1　清洁剂：应符合国家相关标准和规定。根据器械的材质、污染物种类，选择适宜的清洁剂。

9.1.1　碱性清洁剂：pH值≥7.5，应对各种有机物有较好的去除作用，对金属腐蚀性小，不会加快返锈的现象。

9.1.2　中性清洁剂:pH 值 6.5～7.5,对金属无腐蚀。

9.1.3　酸性清洁剂:pH 值≤6.5,对无机固体粒子有较好的溶解去除作用,对金属物品的腐蚀性小。

9.1.4　酶清洁剂:含酶的清洁剂,有较强的去污能力,能快速分解蛋白质等多种有机污染物。

9.2　消毒剂:应选择取得卫生部颁发卫生许可批件的安全、低毒、高效的消毒剂。

9.3　洗涤用水:应有冷热自来水、软水、纯化水或蒸馏水供应。自来水水质应符合 GB5749 的规定;纯化水应符合电导率≤15 μS/cm(25℃)。

9.4　灭菌蒸汽用水应为软水或纯化水。

9.5　润滑剂:应为水溶性,与人体组织有较好的相容性。不破坏金属材料的透气性、机械性及其他性能。

9.6　包装材料:包括硬质容器、一次性医用皱纹纸、纸塑袋、纸袋、纺织品、无纺布等应符合 GB/T19633 的要求。纺织品还应符合以下要求:为非漂白织物;包布除四边外不应有缝线,不应缝补;初次使用前应高温洗涤,脱脂去浆、去色;应有使用次数的记录。

9.7　消毒灭菌监测材料:应有卫生部消毒产品卫生许可批件,在有效期内使用。自制测试标准包应符合《消毒技术规范》有关要求。

10　相关部门管理职责与要求

10.1　护理管理部门、医院感染管理部门、人事管理部门、设备及后勤管理等部门,应在各自职权范围内,对 CSSD 的管理履行以下职责:

a)　根据工作量合理调配 CSSD 的工作人员。

b)　落实岗位培训制度;将消毒供应专业知识和相关医院感染预防与控制知识纳入 CSSD 人员的继续教育计划,并为其学习、交流创造条件。

　　c）对 CSSD 清洗、消毒、灭菌工作和质量监测进行指导和监督，定期进行检查与评价。

　　d）发生可疑医疗器械所致的医源性感染时，组织、协调 CSSD 和相关部门进行调查分析，提出改进措施。

　　e）对 CSSD 新建、改建与扩建的设计方案进行卫生学审议；对清洗、消毒与灭菌设备的配置与质量指标提出意见。

　　f）负责设备购置的审核（合格证、技术参数）；建立对厂家设备安装、检修的质量审核、验收制度；专人负责 CSSD 设备的维护和定期检修，并建立设备档案。

　　g）保证 CSSD 的水、电、压缩空气及蒸汽的供给和质量，定期进行设施、管道的维护和检修。

　　h）定期对 CSSD 所使用的各类数字登记表如压力表、温度表等进行校验，并记录备查。

10.2　物资供应、教育及科研等其他部门，应在 CSSD 主管院长或职能部门的协调下履行相关职责，保障 CSSD 的工作需要。

ICS 11.020
C05

WS

中华人民共和国卫生行业标准

WS 310.2—2009

医院消毒供应中心

第 2 部分:清洗消毒及灭菌技术操作规范

Central sterile supply department (CSSD)
Part Ⅱ: standard for operating procedure of cleaning , disinfection
and steriliztion

2009-04-01 发布   2009-12-01 实施

中 华 人 民 共 和 国 卫 生 部 发 布

WS 310.2—2009

前　言

根据《中华人民共和国传染病防治法》、《医院感染管理办法》制定本标准。

本标准清洗、消毒、灭菌流程的技术操作部分参照了美国 ANSI/AAMI ST79—2006 医疗设备中蒸汽消毒和灭菌保证综合指南（ANSI/AAMI ST79：2006 Comprehensive guide to steam sterilization and sterility assurance in health care facilities）、EN ISO 15883—1：2006《清洗消毒器》（EN ISO 15883—1：2006《washer disinfector》）和 EN 285：2006《大型蒸汽灭菌器》（EN 285：2006 Sterilization Steam sterilizers Large sterilizers）。

本标准第 5. 5. 1、5. 7. 4、5. 7. 6、5. 7. 7、5. 8. 1. 4. 2b）和 e）、5. 8. 2. 2. 1、5. 9. 5. 1、5. 9. 5. 2、6. 1. 1 为推荐性，其余为强制性条款。

附录 A、附录 B、附录 C 为规范性附录，附录 D 为资料性附录。

本标准由卫生部医院感染控制标准专业委员会提出。

本标准主要起草单位：卫生部医院管理研究所、北京大学第一医院、北京协和医院、中国疾病预防控制中心、上海瑞金医院、广州市第一人民医院、江苏省南京市卫生局、煤炭总医院、北京大学人民医院。

本标准主要起草人：任伍爱、张青、巩玉秀、么莉、李六亿、张流波、李新武、钱黎明、冯秀兰、王易非、钟秀玲、武迎宏、张宇、黄靖雄。

Ⅰ

附录2 医院消毒供应中心

第2部分:清洗消毒及灭菌技术操作规范

1 范围

本标准规定了各级各类医院消毒供应中心(central sterile supply department ,CSSD)的诊疗器械、器具和物品处理的基本原则、操作流程和被朊毒体、气性坏疽及突发原因不明的传染病病原体污染器械、器具和物品的处理流程。

本标准适用于医院的 CSSD 和为医院提供消毒灭菌服务的社会化消毒灭菌机构。暂未实行消毒供应工作集中管理的医院,其手术部(室)的消毒供应工作应执行本标准。已采取污水集中处理的其他医疗机构可参照使用。

2 规范性引用文件

下列文件的条款通过本标准的引用而成为本标准的条款。凡是标注日期的引用文件,其随后所有的修改(不包括勘误内容)或修订版均不适用于本标准,然而,鼓励根据本标准达成协议的各方研究是否可适用这些文件的最新版本。凡是不注明日期的引用文件,其最新版本适用于本标准。

GB/T 5750.5 生活饮用水检验标准方法无机非金属指标

GB/T 19633 最终灭菌医疗器械的包装

WS 310.1 医院消毒供应中心第1部分:管理规范

WS 310.3 医院消毒供应中心第3部分:清洗消毒及灭菌效果监测标准

消毒技术规范 卫生部

3 术语和定义

下列术语和定义适用于本标准。

3.1 清洗 cleaning

去除医疗器械、器具和物品上污物的全过程，流程包括冲洗、洗涤、漂洗和终末漂洗。

3.1.1 冲洗 flushing

使用流动水去除器械、器具和物品表面污物的过程。

3.1.2 洗涤 washing

使用含有化学清洗剂的清洗用水，去除器械、器具和物品污染物的过程。

3.1.3 漂洗 rinsing

用流动水冲洗洗涤后器械、器具和物品上残留物的过程。

3.1.4 终末漂洗 end rinsing

用软洗、纯化水或蒸馏水对漂洗后的器械、器具和物品进行最终处理的过程。

3.2 超声波清洗器 ultrasonic cleaner

利用超声波在水中振荡产生"空化效应"进行清洗的设备。

3.3 清洗消毒器 washer-disinfector

具有清洗与消毒功能的机器。

3.4 闭合 closure

用于关闭包装而没有形成密封的方法。例如反复折叠，以形成一弯曲路径。

3.5 密封 sealing

包装层间链接的结果。注：密封可以采用诸如粘合剂或热熔法。

3.6 闭合完好性 closure integrity

闭合条件能确保该闭合至少与包装上的其他部分具有相同的阻碍微生物进入的程度。

3.7　包装完好性 package integrity

包装未受到物理损坏的状态。

3.8　植入物 implantable medical device

放置于外科操作造成的或者生理存在的体腔中，留存时间为 30 天或者以上的可植入型物品。

3.9　湿热消毒 moist heat disinfection

利用湿热使菌体蛋白质变性或凝固酶失去活性，代谢发生障碍，致使细胞死亡。包括煮沸消毒法、巴斯德消毒法和低温蒸汽消毒法。

4　诊疗器械、器具和物品处理的基本原则

4.1　通常情况下应遵循先清洗后消毒的处理程序。被朊毒体、气性坏疽及突发原因不明的传染病病原体污染的诊疗器械、器具的物品应按照本标准第 6 章要求进行处理。

4.2　应根据 WS 310.1 的规定，选择清洗、消毒或灭菌处理方法。

4.3　清洗、消毒、灭菌效果的监测应符合 WS310.3 的规定。

4.4　耐湿、耐热的器械、器具和物品，应首选物理消毒或灭菌方法。

4.5　应遵循标准预防的原则进行清洗、消毒、灭菌，CSSD 不同区域人员防护着装要求应符合附录 A 的规定。

4.6　设备、药械及耗材应符合国务院卫生执行部门的有关规定，其操作与使用应遵循生产厂家的使用说明或指导手册。

5　诊疗器械、器具和物品处理的操作流程

5.1　回收

5.1.1　使用者应将重复使用的诊疗器械、器具和物品与一次性使用物品分开放置；重复使用的诊疗器械、器具和物品直接置于封闭的容器中，由 CSSD 集中回收处理，被朊毒体、气性坏疖及突发原因不明的传染病病原体污染的诊疗器械、器具和物品,使用者应双层封闭包装并标明感染性疾病名称,由 CSSD 单独回收处理。

5.1.2 不应在诊疗场所对污染的诊疗器械、器具和物品进行清点,采用封闭方式回收,避免反复装卸。

5.1.3 回收工具每次使用后应清洗、消毒,干燥备用。

5.2 分类

5.2.1 应在 CSSD 的去污区进行诊疗器械、器具和物品的清点、核查。

5.2.2 应根据器械物品材质、精密程度等进行分类处理。

5.3 清洗

5.3.1 清洗方法包括机械清洗、手工清洗。

5.3.2 机器清洗适用于大部分常规器械的清洗。手工清洗适用于精密、复杂器械的清洗和有机物污染较重器械的初步处理。

5.3.3 清洗步骤包括冲洗、洗涤、漂洗、终末漂洗。清洗操作及注意事项应符合附录 B 的要求。

5.3.4 精密器械的清洗,应遵循生产厂家提供的使用说明或指导手册。

5.4 消毒

5.4.1 清洗后的器械、器具和物品应进行消毒处理。方法首选机械热力消毒,也可采用 75％乙醇、酸性氧化电位水或取得国务院卫生行政部门卫生许可批件的消毒药械进行消毒。

5.4.2 湿热消毒方法的温度、时间应参照表 1 的要求。消毒后直接使用的诊疗器械、器具和物品,湿热消毒温度应 ≥90 ℃,时间≥5 min,或 A_0 值≥3 000;消毒后继续灭菌处理的,其湿热消毒温度应≥90 ℃,时间≥1 min,或 A_0 值≥600。

表 1　湿热消毒的温度与时间

温度	消毒时间	温度	消毒时间
90 ℃	≥1 min	75 ℃	≥30 min
80 ℃	≥10 min	70 ℃	≥100 min

5.4.3　酸性氧化电位水的应用附录 C。

5.5　干燥

5.5.1　宜首选干燥设备进行干燥处理。根据器械的材质选择适宜的干燥温度,金属类干燥温度 70 ℃～90 ℃;塑胶类干燥温度 65 ℃ ～75 ℃。

5.5.2　无干燥设备的及不耐热器械、器具和物品使用消毒的低纤维絮擦布进行干燥处理。

5.5.3　穿刺针、手术吸引头等管腔类器械,应使用压力气枪或 95％乙醇进行干燥处理。

5.5.4　不应使用自然干燥方法进行干燥。

5.6　器械检查与保养

5.6.1　应采用目测或使用带光源放大镜对干燥后的每件器械、器具和物品进行检查。器械表面及其关节、齿牙处应光洁,无血渍、污渍、水垢等残留物质和锈斑;功能完好,无损毁。

5.6.2　清洗质量不合格的,应重新处理;有锈迹,应除锈;器械功能损毁或锈蚀严重,应及时维修或报废。

5.6.3　带电源器械应进行绝缘性能等安全性检查。

5.6.4　应使用润滑剂进行器械保养。不应使用石蜡油等非水溶性的产品作为润滑剂。

5.7　包装

5.7.1　包括装配、包装、封包、注明标识等步骤。器械与敷料应分室包装。

5.7.2　包装前应依据器械装配的技术规程或图示,核对器械的种类、规格和数量,拆卸的器械应进行组装。

5.7.3　手术器械应摆放在篮筐或有孔的盘中进行配套包装。

5.7.4　盘、盆、碗等器皿,宜单独包装。

5.7.5　剪刀和血管钳等轴节类器械不应完全锁扣。有盖器皿应开盖,摆放的器皿间应用吸湿布、纱布或医用吸水纸隔开;管腔类物品应盘绕放置,保持管腔通畅;精细器械、锐器等应采取保护措施。

5.7.6　灭菌包重量要求:器械包重量不宜超过 7 公斤,敷料包重量不宜超过 5 公斤。

5.7.7　灭菌包体积要求:下排气压力蒸汽灭菌器不宜超过 30 cm×30 cm×25 cm;脉动预真空压力蒸汽灭菌器不宜超过 30 cm×30 cm×50 cm。

5.7.8　包装方法及材料

5.7.8.1　灭菌包装材料应符合 GB/T 19633 的要求。开放式的储槽不应用于灭菌物品的包装。纺织品包装材料应一用一清洗,无污渍,灯光检查无破损。

5.7.8.2　硬质容器的使用与操作,应遵循生产厂家的使用说明或指导手册。其清洗消毒应符合本标准 5.3、5.4 的流程。

5.7.8.3　灭菌物品包装分为闭合式包装和密封式包装。手术器械采用闭合式包装方法,应由 2 层包装材料分 2 次包装。

5.7.8.4　密封式包装如使用纸袋、纸塑袋等材料,可使用一层,适用于单独包装的器械。

5.7.9　封包要求

5.7.9.1　包外应设有灭菌化学指示物。高度危险性物品灭菌包内还应放置包内化学指示物;如果透过包装材料可直接观察包内灭菌化学指示物的颜色变化,则不放置包外灭菌化学指示物。

5.7.9.2　闭合式包装应使用专用胶带,胶带长度应与灭菌包体积、重量相适宜,松紧适度。封包应严密。保持闭合完好性。

5.7.9.3　纸塑袋、纸袋等密封包装其密封宽度应≥6 mm,包内器械距包装袋封口处≥2.5 cm。

5.7.9.4　医用热封机在每日使用前应检查参数的准确性和闭合完好性。

5.7.9.5　硬质容器应设置安全闭锁装置,无菌屏障完整性破坏时应可识别。

5.7.9.6　灭菌物品包装的标识应注明物品名称、包装者等内容。灭菌前注明灭菌器编号、灭菌批次、灭菌日期和失效日期。标识应具有追溯性。

5.8　灭菌

5.8.1　压力蒸汽灭菌

5.8.1.1　适用于耐湿、耐热的器械、器具和物品的灭菌。

5.8.1.2　包括下排气式和预真空压力蒸汽灭菌,根据待灭菌物品选择适宜的压力蒸汽灭菌器和灭菌程序。灭菌器操作方法遵循生产厂家的使用说明或指导手册。压力蒸汽灭菌器蒸汽用水标准参见附录 D。

5.8.1.3　压力蒸汽灭菌器灭菌参数见表 2. 硬质容器和超重的组合式手术器械,应由供应商提供灭菌参数。

表 2　压力蒸汽灭菌灭菌参数

设备类别	物品类别	温度/℃	所需最短时间/min	压力/kPa
下排气式	敷料	121	30	102.9
	器械	121	20	102.9
预真空式	器械、敷料	132～134	4	205.8

5.8.1.4　压力蒸汽灭菌器操作程序包括灭菌前准备、灭菌物品装载、灭菌操作、无菌物品卸载和灭菌效果的监测等步骤。

5.8.1.4.1　灭菌前按以下要求进行准备：

a）每天设备运行前应进行安全检查，包括灭菌器压力表处在"零"的位置；记录打印装置处于备用状态；灭菌器柜门密封圈平整无损坏，柜门安全锁扣灵活、安全有效；灭菌柜内冷凝水排出口通畅，柜内壁清洁；电源、水源、蒸汽、压缩空气等运行条件符合设备要求。

b）进行灭菌器的预热。

c）预真空灭菌器应在每日开始灭菌进行前空载进行 B-D 试验。

5.8.1.4.2　灭菌物品按以下要求进行装载：

a）应使用专用灭菌架或篮筐装载灭菌物品。灭菌包之间应留间隙，利于灭菌介质的穿透。

b）宜将同类材质的器械、器具和物品，置于同一批次进行灭菌。

c）材质不相同时，纺织物品应放置于上层、竖放，金属器械类放置于下层。

d）手术器械包、硬式容器应平放；盆、盘、碗类物品应斜放，包内容器开口朝向一致；玻璃瓶等底部无孔的器皿类物品应倒立或侧放；纸袋、纸塑包装应侧放；利于蒸汽进入和冷空气排出。

e）下排气压力蒸汽灭菌器中，大包宜摆放于上层，小包宜摆放于下层。

f）下排气压力蒸汽灭菌器的装载量不应超过柜室容积80%。预真空和脉动真空压力蒸汽灭菌器的装载量不应超过柜室容积的 90%；同时不应小于柜室容积的 10% 和 5%。

5.8.1.4.3　按以下要求进行灭菌操作：

a）应观测并记录灭菌时的温度、压力和时间等灭菌参数及设备运行状况。

b）灭菌过程的监测应符合 WS310.3 中相关规定。

5.8.1.4.4　灭菌物品按以下要求进行卸载：

a）从灭菌器卸载取出的物品，待温度降至室温时方可移动，冷却时间应＞30 min。

b）每批次应确认灭菌过程合格，包外、包内化学指示物合格；检查有无湿包现象，防止无菌物品损坏和污染。无菌包掉落地上或误放到不洁处应视为被污染。

5.8.2　快速压力蒸汽灭菌

5.8.2.1　适用于对裸露物品的灭菌，灭菌时间见表3。

表3　快速压力蒸汽灭菌（132 ℃）所需最短时间

物品种类	灭菌时间/min	
	下排气	预真空
不带孔物品	3	3
带孔物品	10	4
不带孔＋带孔物品	10	4

5.8.2.2　注意事项

5.8.2.2.1　宜使用卡式盒或专用灭菌容器盛放裸露物品。

5.8.2.2.2　快速压力蒸汽灭菌方法可不包括干燥程序；运输时避免污染；4 h 内使用，不能储存。

5.8.3　干热灭菌

5.8.3.1　适用于耐热、不耐湿、蒸汽或气体不能穿透物品的灭菌，如玻璃、油脂、粉剂等物品的灭菌。灭菌参数见表4．

表4　干热灭菌参数

灭菌温度	所需最短灭菌时间	灭菌温度	所需最短灭菌时间
160 ℃	2 h	180 ℃	30 min
170 ℃	1 h		

5.8.3.2　注意事项

5.8.3.2.1　灭菌物品包体积不应超过 10 cm×10 cm× 20 cm,油剂、粉剂的厚度不应超过 0.6 cm,凡士林纱布条厚度不应超过 1.3 cm,装载高度不应超过灭菌器内腔高度的 2/3,物品间应留有充分的空间。

5.8.3.2.2　灭菌时不应与灭菌器内腔底部及四壁接触,灭菌后温度降到 40 ℃以下再开灭菌器。

5.8.3.2.3　有机物品灭菌时,温度应≤170 ℃。

5.8.3.2.4　灭菌温度达到要求时,应打开进风柜体的排风装置。

5.8.4　环氧乙烷灭菌

5.8.4.1　适用于不耐高温、湿热如电子仪器、光学仪器等诊疗器械的灭菌。100％纯环氧乙烷的小型灭菌器,灭菌参数见表 5。其它类型环氧乙烷灭菌器灭菌参数应符合《消毒技术规范》的规定。

表 5　小型环氧乙烷灭菌器灭菌参数

环氧乙烷作用浓度	灭菌温度	相对湿度	灭菌时间
450～1 200 mg/L	37 ℃～63 ℃	40％～80％	1～6 h

5.8.4.2　注意事项

5.8.4.2.1　金属和玻璃材质的器械,灭菌后可立即使用。

5.8.4.2.2　残留环氧乙烷排放应遵循生产厂家的使用说明或指导手册,设置专用的排气系统,并保证足够的时间进行灭菌后的通风换气。

5.8.4.2.3　环氧乙烷灭菌器及气瓶或气罐应远离火源和静电。气罐不应存放在冰箱中。

5.8.5　过氧化氢等离子体低温灭菌

5.8.5.1　适用于不耐高温、湿热如电子仪器、光学仪器等诊疗器械的灭菌。灭菌参见表 6。

表6 过氧化氢等离子体低温灭菌参数

过氧化氢作用浓度	灭菌腔壁温度	灭菌周期
＞6 mg/L	45 ℃～65 ℃	28～75 min

5.8.5.2 注意事项

5.8.5.2.1 灭菌前物品应充分干燥。

5.8.5.2.2 灭菌物品应使用专用包装材料和容器。

5.8.5.2.3 灭菌物品及包装材料不应含植物性纤维材质,如纸、海绵、棉布、木质类、油类、粉剂类等。

5.8.6 低温甲醛蒸汽灭菌

5.8.6.1 适用于不耐高温医疗器械的灭菌。灭菌参数见表7。

表7 低温甲醛蒸汽灭菌参数

气体甲醛作用浓度	灭菌温度	相对湿度	灭菌时间
3～11 mg/L	50 ℃～80 ℃	80%～90%	30～60 min

5.8.6.2 注意事项

5.8.6.2.1 应使用甲醛灭菌器进行灭菌,不应采用自然挥发的灭菌方法。

5.8.6.2.2 甲醛残留气体排放应遵循生产厂家的使用说明或指导手册,设置专用的排气系统。

5.9 储存

5.9.1 灭菌后物品应分类,分架存放在无菌物品存放区。一次性使用无菌物品应去除外包装后,进入无菌物品存放区。

5.9.2 物品存放架或柜应距地面高度 20～25 cm,离墙5～10 cm,距天花板 50 cm。

5.9.3 物品放置应固定位置,设置标识。接触无菌物品前应洗手或手消毒。

5.9.4 消毒后直接使用的物品应干燥、包装后专架存放。

5.9.5　无菌物品储存有效期

5.9.5.1　环境的温度、湿度达到 WS310.1 的规定时,使用纺织品材料包装的无菌物品有效期宜为 14 天;未达到环境标准时,有效期宜为 7 天。

5.9.5.2　医用一次性纸袋包装的无菌物品,有效期宜为 1 个月;使用一次性医用皱纹纸、医用无纺布包装的无菌物品,有效期为 6 个月;使用一次性纸塑袋包装的无菌物品,有效期宜为 6 个月。硬质容器包装的无菌物品,有效期宜为 6 个月。

5.10　无菌物品发放

5.10.1　无菌物品发放时,应遵循先进先出的原则。

5.10.2　发放时应确认无菌物品的有效性。植入物及植入性手术器械应在生物监测合格后,方可发放。

5.10.3　记录方法应具有可追溯性,应有记录一次性使用无菌物品出库日期、名称、规格、数量、生产厂家、生产批号、灭菌日期、失效日期等。

5.10.4　运送无菌物品的器具使用后,应清洁处理,干燥存放。

6　被朊毒体、气性坏疽及突发原因不明的传染病病原体污染的诊所器械、器具和物品的处理流程:

6.1　朊毒体污染的处理流程

6.1.1　疑似或确诊朊毒体感染的病人宜选用一次性诊疗器械、器具和物品,使用后应进行双层密闭封装焚烧处理。

6.1.2　可重复使用的污染器械、器具和物品,应先浸泡于 1 mol/L 氢氧化钠溶液内作用 60 min。再按照本标准 5.3～5.8 进行处理,压力蒸汽灭菌应选用 134 ℃～138 ℃,18 min,或 132 ℃,30 min,或 121 ℃,60 min。

6.1.3　注意事项

6.1.3.1　使用的清洁剂、消毒剂应每次更换。

6.1.3.2 每次处理工作结束后,应立即消毒清洗器具,更换个人防护用品,进行洗手和手消毒。

6.2 气性坏疽污染的处理流程应符合《消毒技术规范》的规定和要求。应先采用含氯或含溴消毒剂 1 000～2 000 mg/L 浸泡 30～45 min 后,有明显污染时应采用含氯消毒剂 5 000～10 000 mg/L 浸泡至少 60 min 后,再按照本标准5.3～5.8进行处理。

6.3 突发原因不明的传染病病原体污染的处理应符合国家当时发布的规定要求。

附录 A(规范性附录)

WCSSD 不同区域人员防护着装要求

区域	操作	防护着装					
病房	污染物品回收	圆帽	口罩	隔离衣/防水围裙	专用鞋	手套	防护镜/面罩
去污区	污染器械分类核对、机械清洗装载	√	△			√	
	手工清洗器械和用具	√	√	√	√	√	△
检查包装及灭菌区	器械检查、包装	√	√	√	√	√	√
	灭菌物品装载	√	△		√	△	
	无菌物品卸载	√			√	△♯	
无菌物品存放区	无菌物品发放	√			√		
注:√:应使用 △:可使用 △♯:具有防烫功能的手套							

附录 B（规范性附录）

器械、器具和物品的清洗操作方法

B.1 手工清洗

B.1.1 操作程序

B.1.1.1 冲洗：将器械、器具和物品置于流动水下冲洗，初步去除污染物。

B.1.1.2 洗涤：冲洗后，应用酶清洁剂或其他清洁剂浸泡后刷洗、擦洗。

B.1.1.3 漂洗：洗涤后，再用流水冲洗或刷洗。

B.1.1.4 终末漂洗：应用软水、纯化水或蒸馏水进行冲洗。

B.1.2 注意事项

B.1.2.1 手工清洗时水温宜为 15 ℃～30 ℃。

B.1.2.2 去除干枯的污渍应先用酶清洁剂浸泡，再刷洗或擦洗。

B.1.2.3 刷洗操作应在水面下进行，防止产生气溶胶。

B.1.2.4 管腔器械应用压力水枪冲洗，可拆卸部分应拆开后清洗。

B.1.2.5 不应使用钢丝球类用具和去污粉等用品，应选用相匹配的刷洗用具、用品，避免器械磨损。

B.1.2.6 清洗用具、清洗池等应每天清洁与消毒。

B.2 超声波清洗器（台式）

适用于精密、复杂器械的洗涤。

B.2.1 操作程序

B.2.1.1 冲洗：用于流动水下冲洗器械，初步去除污染物。

B.2.1.2 洗涤：清洗器内注入洗涤用水，并添加清洗剂。水温应≤45 ℃。应将器械放入篮筐中，浸没在水面下，腔内注满水。超声清洗时间宜3～5 min，可根据器械污染情况适当延长清洗时间,不宜超过 10 min。

B.2.1.3　终末漂洗:应用软水或纯化水。

B.2.1.4　超声清洗操作,应遵循生产厂家的使用说明或指导手册。

B.2.2　注意事项

B.2.2.1　清洗时应盖好超声清洗剂盖子,防止产生气溶胶。

B.2.2.2　应根据器械的不同材质选择相匹配的超声频率。

B.3　清洗消毒器

B.3.1　操作程序应遵循生产厂家的使用说明或指导手册。

B.3.2　注意事项

B.3.2.1　设备运行中,应确认清洗消毒程序的有效性。观察程序的打印记录,并留存。符合 WS310.3 的有关规定。

B.3.2.2　被清洗的器械、器具和物品应充分接触水流;器械轴节应充分打开;可拆卸的零部件应拆开;管腔类器械应使用专用清洗架。

B.3.2.3　精细器械和锐利器械应固定放置。

B.3.2.4　冲洗、洗涤、漂洗时应使用软水,终末漂洗、消毒时应使用纯软化水。预洗阶段水温应≤45 ℃。

B.3.2.5　金属器械在终末漂洗程序中应使用润滑剂。塑胶类和软质金属材料器械;不应使用酸性清洁剂和润滑剂。

B.3.2.6　定时检查清洁剂泵管是否通畅,确保清洁剂用量准确。

B.3.2.7　设备舱内、旋臂应每天清洁、除垢。

附录 C(规范性附录)

酸性氧化电位水应用指标与方法

C.1 适用范围

可用于手工清洗后不锈钢和其它非金属材质器械、器具和物品灭菌前的消毒。

C.2 主要有效成分指标要求

C.2.1 含有效氯含量为 60 mg/L±10 mg/L

C.2.2 pH 值范围 2.0~3.0。

C.2.3 氧化还原电位(ORP)≥1 100 mV。

C.2.4 残留氯离子<1 000 mg/L。

C.3 使用方法

手工清洗后的待消毒物品,使用酸性氧化电位水流动冲洗或浸泡消毒 2 min,净水冲洗 30 s,再按本标准 5.5~5.8 进行处理。

C.4 注意事项

C.4.1 应先彻底清除器械、器具和物品上的有机物,再进行消毒处理。

C.4.2 酸性氧化电位水对光敏感,有效氯浓度随时间延长而下降,宜现制备现用。

C.4.3 储存应选用避光、密闭、硬质聚氯乙烯材质制成的容器。室温下贮存不超过 3 d。

C.4.4 每次使用前,应在使用现场酸性氧化电位水出口处,分别检测 pH 值和有效氯浓度。检测数值应符合指标要求。

C.4.5 对铜、铝等非不锈钢的金属器械、器具和物品有一定的腐蚀作用,应慎用。

C.4.6 不得将酸性氧化电位水和其他药剂混合使用。

C.4.7 皮肤过敏人员操作时应戴手套。

C.4.8 酸性氧化电位水长时间排放可造成排水管路的腐蚀,故应每次排放后再排放少量碱性还原电位水或自来水。

C.5 酸性氧化电位水有效指标的检测

C.5.1 有效氯含量试纸检测法 应使用精密有效氯检测试纸,其有效氯范围应与酸性氧化电位水的有效氯含量接近,具体使用方法见试纸使用说明书。

C.5.2 pH 值试纸检测方法 应使用精密 pH 值检测试纸,其 pH 范围与酸性氧化电位水的 pH 值接近,具体使用方法见 pH 试纸使用说明书。

C.5.3 氧化还原电位(ORP)的监测方法

C.5.3.1 取样 开启酸性氧化电位水生成器,待出水稳定后,用 100 ml 小烧杯接取酸性氧化电位水,立即进行检测。

C.5.3.2 检测 氧化还原电位检测可采用铂电极,在酸度计"mV"档上直接检测度数。具体使用方法见使用说明书。

C.5.4 氯离子检测方法

C.5.4.1 取样 按使用说明书的要求开启酸性氧化电位水生成器,待出水稳定后,用 250 ml 磨口瓶取酸性氧化电位水至瓶满后,立即盖好瓶盖,送实验室进行检测。

C.5.4.2 检测 采用硝酸银容量法或离子色谱法,详细方法见 GB/T5750.5。

附录 D(资料性附录)

压力蒸汽灭菌器蒸汽用水标准
压力蒸汽灭菌器蒸汽用水标准应符合表 D.1 和表 D.2 的要求。

表 D.1　专用蒸汽发生器进水污染物的最高含量要求

污染物种类	最高限值	污染物种类	最高限值
气化残余物	10 mg/L	氯离子(Cl^-)	2 mg/L
二氧化硅(SiO_2)	1 mg/L	五氧化二磷(P_2O_5)	0.5 mg/L
铁	0.2 mg/L	电导率(25 ℃)	5 μS/cm
钙	0.005 mg/L	pH 值	5～7.5
铅	0.05 mg/L	外观	无色、洁净、无沉淀
除铁、钙、铅以外的重金属	0.1 mg/L	硬度(碱土金属离子)	0.02 mmol/L
注:应在灭菌器进口处采样			

表 D.2　蒸汽气源冷凝污染物的最高含量要求

污染物种类	最高限值	污染物种类	最高限值
二氧化硅(SiO_2)	0.1 mg/L	五氧化二磷(P_2O_5)	0.1 mg/L
铁	0.1 mg/L	电导率(25 ℃时)	3 μS/cm
钙	0.005 mg/L	pH 值	5～7
铅	0.05 mg/L	外观	无色、洁净、无沉淀
除铁、钙、铅以外的重金属	0.1 mg/L	硬度(碱土金属离子)	0.02 mmol/L
氯离子(Cl^-)	0.1 mg/L		
注:应在灭菌器进口处采样			

ICS 11.020
C05

WS

中华人民共和国卫生行业标准

WS 310.3—2009

医院消毒供应中心
第3部分:清洗消毒及灭菌效果监测标准

Central sterile supply department (CSSD)
Part III: surveillance standard for cleaning , disinfection and steriliztion

2009-04-01 发布   2009-12-01 实施

中华人民共和国卫生部 发 布

WS 310.3—2009

前　言

根据《中华人民共和国传染病防治法》和《医院感染管理办法》制定本标准。

本标准第 4.2.2.2.1、4.4.1.6、4.4.2.3.2 为推荐性，其余为强制性条款。

附录 A、附录 B、附录 C 为规范性附录。

本标准由卫生部医院感染控制标准专业委员会提出。

本标准主要起草单位：北京大学第一医院、卫生部医院管理研究所、北京协和医院、中国疾病预防控制中心、上海瑞金医院、广州市第一人民医院、江苏省南京市卫生局、煤炭总医院、北京大学人民医院。

本标准主要起草人：李六亿、巩玉秀、么莉、任伍爱、张青、张流波、李新武、钱黎明、冯秀兰、王易非、钟秀玲、武迎宏、张宇、黄靖雄。

附录3　医院消毒供应中心

第3部分:清洗消毒及灭菌效果监测标准

1　范围

本标准规定了医院消毒供应中心（central sterile supply department ,CSSD)消毒与灭菌效果监测的要求与方法和质量控制过程的记录与可追溯要求。

本标准适用于医院 CSSD 和为医院提供消毒灭菌服务的社会化消毒灭菌机构。暂未实行消毒供应工作集中管理的医院,其手术部(室)的消毒供应工作应执行本标准。

已采取污水集中处理的其他医疗机构可参照使用。

2　规范性引用文件

下列文件中的条款通过本标准的引用而成为本标准的条款。凡是标注日期的引用文件,其随后所有的修改(不包括勘误内容)或修订版均不适用于本标准,然而,鼓励根据本标准达成协议的各方研究是否可使用这些文件的最新版本。凡是不注明日期的引用文件,其最新版本适用于本标准。

GB 15982　医院消毒卫生标准

GB 18278　医疗保健产品灭菌确认和常规控制要求(工业湿热灭菌第1篇 压

力蒸汽灭菌效果评价方法与标准)

WS 310.1　医院消毒供应中心 第1部分:管理规范

WS 310.2　医院消毒供应中心第2部分:清洗消毒及灭菌技术操作规范

消毒技术规范　卫生部

3 术语和定义

WS 310.1 和 WS 310.2 的术语和定义以及下列术语和定义适用于本标准。

3.1 可追溯 traceability

对影响灭菌过程和结果的关键要素进行记录,保存备查,实现可追踪。

3.2 灭菌过程验证装置 process challenge device,PCD

对灭菌过程有预定抗力的模拟装置,用于评价灭菌过程的有效性。其内部放置化学指示物时称化学 PCD,放置生物指示物时称生物 PCD。

3.3 A_0 值 A_0 value

评价湿热消毒效果的指标,指当以 Z 值表示的微生物杀灭效果为 10K 时,温度相当于 80℃的时间(秒)。

3.4 小型压力蒸汽灭菌器 table-top sterilizer

体积小于 60 升的压力蒸汽灭菌器。

3.5 快速压力蒸汽灭菌 flash sterilization

专门用于处理立即使用物品的压力蒸汽灭菌过程。

3.6 管腔器械 hollow device

含有管腔内直径≥2 mm,且其腔体中的任何一点距其与外界相通的开口处的距离≤其内直径的 1 500 倍的器械。

3.7 清洗效果测试指示物 test soil

用于测试清洗消毒机清洗效果的指示物。

4 监测要求及方法

4.1 通用要求

4.1.1 应专人负责质量监测工作。

4.1.2 应定期对清洁剂、消毒剂、洗涤用水、润滑剂、包装材料等进行质量检查,检查结果应符合 WS 310.1 的要求。

4.1.3 应定期进行监测材料的质量检查,包括抽查卫生部消毒产品卫生许可批件及有效期等,检查结果应符合要求。自制测试标准包应符合《消毒技术规范》的有关要求。

4.1.4 设备的维护与保养应遵循生产厂家的使用说明或指导手册对清洗消毒器、灭菌器进行日常清洁和检查。

4.1.5 按照以下要求进行设备的检测与验证:

a) 清洗消毒器应遵循生产厂家的使用说明或指导手册进行校验;

b) 压力蒸气灭菌器应每年对压力和安全阀进行检测校验;

c) 干热灭菌器应每年用多点温度检测仪对灭菌器各层内、中、外各点的温度进行物理监测。

d) 低温灭菌器应遵循生产厂家的使用说明或指导手册进行验证。

4.2 清洗质量的监测

4.2.1 器械、器具和物品清洗质量的监测

4.2.1.1 日常监测 在检查包装时进行,应目测和(或)借助带光源放大镜检查。清洗后的器械表面及其关节、齿牙应光洁,无血渍、污渍、水垢等残留物质和锈斑。

4.2.1.2 定期抽查 每月应至少随机抽查 3~5 个待灭菌包内全部物品的清洗质量,检查的内容同日常监测,并记录监测结果。

4.2.2 清洗消毒器及其质量的监测

4.2.2.1 日常监测 应每批次监测清洗消毒器的物理参数及运转情况,并记录。

4.2.2.2 定期监测

4.2.2.2.1 对清洗消毒器的清洗效果可每年采用清洗效果测试指示物进行监测。当清洗物品或清洗程序发生改变时,也可采用清洗效果测试指示物进行清洗效果的监测。

4.2.2.2.2 监测方法应遵循生产厂家的使用说或指导手

册;监测结果不符合要求,应遵循生产厂家的使用说明或指导手册进行检测,清洗消毒质量检测合格后,清洗消毒器方可使用。

4.3 消毒质量的监测

4.3.1 湿热消毒

4.3.1.1 应监测、记录每次消毒的温度与时间或 A_0 值。监测结果应符合 WS310.2 的要求。

4.3.1.2 应每年检测清洗消毒器的主要性能参数。检测结是应符合生产厂家的使用说明或指导手册的要求。

4.3.2 化学消毒 应根据消毒剂的种类特点,定期监测消毒剂的浓度、消毒时间和消毒时的温度,并记录,结果应符合该消毒剂的规定。

4.3.3 消毒效果监测 消毒后直接使用物品应每季度进行监测,监测方法及监测结果符合 GB 15982 的要求。每次检测 3~5 件有代表性的物品。

4.4 灭菌质量的监测

4.4.1 通用要求

4.4.1.1 对灭菌质量采用物理监测法、化学监测法和生物监测法进行,监测结果应符合本标准的要求。

4.4.1.2 物理监测不合格的灭菌物品不得发放,并应分析原因进行改进,直至监测结果符合要求。

4.4.1.3 包外化学监测不合格的灭菌物品不得发放,包内化学监测不合格的灭菌物品不得使用。并应分析原因进行改进,直至监测结果符合要求。

4.4.1.4 生物监测不合格时,应尽快召回上次生物监测合格以来所有尚未使用的灭菌物品,重新处理;并应分析不合格的原因,改进后,生物监测连续三次合格后方可使用。

4.4.1.5 灭菌植入型器械应每批次进行生物监测。生物监测合格后,方可发放。

4.4.1.6 按照灭菌装载物品的种类,可选择具有代表性的PCD进行灭菌效果的监测。

4.4.2 压力蒸汽灭菌的监测

4.4.2.1 物理监测法:每次灭菌应连续监测并记录灭菌时的温度、压力和时间等灭菌参数。温度波动范围在+3℃内,时间满足最低灭菌时间的要求,同时应记录所有临界点的时间、温度与压力值,结果应符合灭菌的要求。

4.4.2.2 化学监测法

4.4.2.2.1 应进行包外、包内化学指示物监测。具体要求为灭菌包包外应有化学指示物,高度危险性物品包内应放置包内化学指示物,置于最难灭菌的部位。如果透过包装材料可直接观察包内化学指示物的颜色变化,则不必放置包外化学指示物。通过观察化学指示物颜色的变化,判定是否达到灭菌合格要求。

4.4.2.2.2 采用快速压力蒸汽灭菌程序灭菌时,应直接将一片包内化学指示物置于待灭菌物品旁边进行化学监测。

4.4.2.3 生物监测法

4.4.2.3.1 应每周监测一次,监测方法见附录 A。

4.4.2.3.2 紧急情况灭菌植入型器械时,可在生物 PCD中加入 5 类化学指示物。5 类化学指示物合格可作为提前放行的标志,生物监测的结果应及时通报使用部门。

4.4.2.3.3 采用新的包装材料和方法进行灭菌时应进行生物监测。

4.4.2.3.4 小型压力蒸汽灭菌器因一般无标准生物监测包,应选择灭菌器常用的、有代表性的灭菌制作生物测试包或生物 PCD,置于灭菌器最难灭菌的部位,且灭菌器应处于满载状态。生物测试包或生物 PCD 应侧放,体积大时可平放。

4.4.2.3.5 采用快速压力蒸汽灭菌程序灭菌时,应直接将一支生物指示物,置于空载的灭菌器内,经一个灭菌周期后取出,规定条件下培养,观察结果。

4.4.2.3.6　生物监测不合格时,应遵循 4.4.1.4 的规定。

4.4.2.4　B-D 试验　预真空(包括脉动真空)压力蒸气灭菌器应每日开始灭菌运行前进行 B-D 测试,B-D 测试合格后,灭菌器方可使用。B-D 测试失败,应及时查找原因进行改进,监测合格后,灭菌器方可使用。

4.4.2.5　灭菌器新安装、移位和大修后的监测　应进行物理监测、化学监测和生物监测。物理监测、化学监测通过后,生物监测应空载连续监测三次,合格后灭菌器方可使用,监测方法应符合 GB 18278 的有关要求。对于小型压力蒸汽灭菌器,生物监测应满载连续监测三次,合格后灭菌器方可使用。预真空(包括脉动真空)压力蒸汽灭菌器应进行 B－D 测试并重复三次,连续监测合格后,灭菌器方可使用。

4.4.3　干热灭菌的监测

4.4.3.1　物理监测法:每灭菌批次应进行物理监测。监测方法为将多点温度检测仪的多个探头分别放于灭菌器各层内、中、外各点,关好柜门,引出导线,由记录仪中观察温度上升与持续时间。温度在设定时间内均达到预置温度,则物理监测合格。

4.4.3.2　化学监测法:每一灭菌包外应使用包外化学指示物,每一灭菌包内应使用包内化学指示物,并置于最难灭菌的部位。对于未打包的物品,应使用一个或者多个包内化学指示物,放在待灭菌物品附近进行监测。经过一个灭菌周期后取出,据其颜色的改变判断是否达到灭菌要求。

4.4.3.3　生物监测法应每周监测一次,监测方法见附录 B。

4.4.3.4　新安装、移位和大修后,应进行物理监测法、化学监测法和生物监测法监测(重复三次),监测合格后,灭菌器方可使用。

4.4.4　低温灭菌的监测

低温灭菌方法包括环氧乙烷灭菌法、过氧化氢等离子灭菌法和低温甲醛蒸汽灭菌法等。

4.4.4.1　通用要求　新安装、移位、大修、灭菌失败、包装材料或被灭菌物品改变，应对灭菌效果进行重新评价，包括采用物理监测法、化学监测法和生物监测法进行监测（重复三次），监测合格后，灭菌器方可使用。

4.4.4.2　环氧乙烷灭菌的监测

4.4.4.2.1　物理监测法：每次灭菌应连续监测并记录灭菌时的温度、压力和时间等灭菌参数。灭菌参数符合灭菌器的使用说明或操作手册的要求。

4.4.4.2.2　化学监测法：每个灭菌物品包外应使用包外化学指示物，作为灭菌过程的标志，每包内最难灭菌位置放置包内化学指示物，通过观察其颜色变化，判定其是否达到灭菌合格要求。

4.4.4.2.3　生物监测法：每灭菌批次应进行生物监测，监测方法见附录C。

4.4.4.3　过氧化氢等离子灭菌的监测

4.4.4.3.1　物理监测法：每次灭菌应连续监测并记录每个灭菌周期的临界参数如舱内压、温度、过氧化氢的浓度、电源输入和灭菌时间等灭菌参数。灭菌参数符合灭菌器的使用说明或操作手册的要求。

4.4.4.3.2　化学监测法：每个灭菌物品包外应使用包外化学指示物，作为灭菌过程的标志；每包内最难灭菌位置放置包内化学指示物，通过观察其颜色变化，判定其是否达到灭菌合格要求。

4.4.4.3.3　生物监测法：应每天至少进行一次灭菌循环的

生物监测,监测方法应符合国家的有关规定。

4.4.4.4　低温甲酸蒸汽灭菌的监测

4.4.4.4.1　物理监测法:每灭菌批次应进行物理监测。详细记录灭菌过程的参数,包括灭菌温度、湿度、压力与时间。灭菌参数符合灭菌器的使用说明或操作手册的要求。

4.4.4.4.2　化学监测法:每个灭菌物品包外应使用包外化学指示物,作为灭菌过程的标志;每包内最难灭菌位置放置包内化学指示物,通过观察其颜色变化,判定其是否达到灭菌合格要求。

4.4.4.4.3　生物监测法:应每周监测一次,监测方法应符合国家的有关规定。

4.4.4.5　其它低温灭菌方法的监测要求及方法应符合国家有关标准的规定。

5　质量控制过程的记录与可追溯要求

5.1　应建立清洗、消毒、灭菌操作的过程记录,内容包括:

a) 应留存清洗消毒器和灭菌器运行参数打印资料或记录。

b) 应记录灭菌器每次运行情况,包括灭菌日期、灭菌器编号、批次号、装载的主要物品、灭菌程序号、主要运行参数、操作员签名或代号,及灭菌质量的监测结果等,并存档。

5.2　应对清洗、消毒、灭菌质量的日常监测和定期监测进行记录。

5.3　记录应具有可追溯性,清洗、消毒监测资料和记录的保存期应≥6个月,灭菌质量监测资料和记录的保留期应≥3年。

5.4　灭菌标识的要求

5.4.1　灭菌包外应有标识,内容包括物品名称、检查打包者姓名或编号、灭菌器编号、批次号、灭菌日期和失效日期。

5.4.2　使用者应检查并确认包内化学指示物是否合格、器械干燥、洁净等,合格后方可使用。同时将包外标识留存或记录于手术护理记录单上。

5.5 应建立持续质量改进制度及措施,发现问题及时处理,并应建立灭菌物品召回制度。

5.5.1 生物监测不合格时,应通知使用部门停止使用,并召回上次监测合格以来尚未使用的所有灭菌物品。同时应书面报告相关管理部门,说明召回的原因。

5.5.2 相关管理部门应通知使用部门对已使用该期间无菌物品的病人进行密切观察。

5.5.3 检查灭菌过程的各个环节,查找灭菌失败的可能原因,并采取相应的改进措施后,重新进行生物监测,合格后该灭菌器方可正常使用。

5.5.4 应对该事件的处理情况进行总结,并向相关管理部门汇报。

附录 A(规范性附录)

压力蒸汽灭菌的生物监测方法

A.1 按照《消毒技术规范》的规定,将嗜热脂肪杆菌芽孢菌片制成标准生物测试包或生物 PCD,或使用一次性标准生物测试包,对灭菌器的灭菌质量进行生物监测。标准生物监测包置于灭菌器排气口的上方或生产厂家建议的灭菌器内最难灭菌的部位,并设阳性对照和阴性对照。如果一天内进行多次生物监测,且生物指示剂为同一批号,则只设一次阳性对照即可。

A.2 具体监测方法为:将生物指示物置于标准试验包的中心部位,标准试验包由 16 条 41 cm×66 cm 的全棉手术巾制成。制作方法:将每条手术巾的长边先折成 3 层,短边折成 2 层,然后叠放,制成 23 cm×23 cm×15 cm 大小的测试包。经一个灭菌周期后,在无菌条件下取出标准试验包的指示菌片,投入溴甲酚紫葡萄糖蛋白胨水培养基中，经 56 ℃±1 ℃培养 7 天（自含式生物指示物按产品说明书执行），观察培养结果。

A.3　结果判定：阳性对照组培养阳性，阴性对照组培养阴性，试验组培养阴性，判定为灭菌合格。阳性对照组培养阳性，阴性对照组培养阴性，试验组培养阳性，则灭菌不合格；同时应进一步鉴定试验组阳性的细菌是否为指示菌或是污染所致。

附录 B（规范性附录）

干热灭菌的生物监测方法

B.1　按照《消毒技术规范》的规定，采用枯草杆菌黑色变种芽孢菌片，制成标准生物测试包，置于灭菌器最难灭菌的部位，对灭菌器的灭菌质量进行生物监测，并设阳性对照和阴性对照。

B.2　具体监测方法为：将枯草杆菌芽孢菌片分别装入无菌试管内（1 片/管）。灭菌器与每层门把手对角线内，外角处放置 2 个含菌片的试管，试管帽置于试管旁，关好柜门，经一个灭菌周期后，待温度降至 80 ℃时，加盖试管帽后取出试管。在无菌条件下，加入普通营养肉汤培养基（5 ml/管），36 ℃±1 ℃培养 48 h，观察初步结果，无菌生长管继续培养至第 7 日。

B.3　结果判定：阳性对照组培养阳性，阴性对照组培养阴性，若每个指示菌片接种的肉汤管均澄清，判为灭菌合格；若阳性对照组培养阳性，阴性对照组培养阴性，而指示菌片之一接种的肉汤管混浊，判为不合格；对难以判定的肉汤管，取 0.1 ml 接种于营养琼脂平板，用灭菌 L 棒或接种环涂匀，置 36 ℃±1 ℃培养 48 h，观察菌落形态，并做涂片染色镜检，判断是否有指示菌生长，若有指示菌生长，判为灭菌不合格；若无指示菌生长，判为灭菌合格。

附录 C(规范性附录)

环氧乙烷灭菌的生物监测方法

C.1　用枯草杆菌黑色变种芽孢置于常规生物测试包内,对灭菌器的灭菌质量进行监测。常规生物测试包放在灭菌器最难灭菌的部位(整个装载灭菌包的中心部位)。灭菌周期完成后应立即将生物指示物从被灭菌物品中取出,36 ℃±1 ℃培养7 天(自含式生物指示物应遵循产品说明),观察培养基颜色变化。同时设阳性对照和阴性对照。

C.2　常规生物测试包的制备:取一个 20 ml 无菌注射器,去掉针头,拔出针栓,将生物指示剂放入针筒内,带孔的塑料帽应朝向针头处,再将注射器的针栓插回针筒(注意不要碰及生物指示物),之后用一条全棉小毛巾两层包裹,置于纸塑包装袋中,封装。

C.3　结果判定:阳性对照组培养阳性,阴性对照组培养阴性,试验组培养阴性,判定为灭菌合格。阳性对照组培养阳性,阴性对照组培养阴性,试验组培养阳性,则灭菌不合格;同时应进一步鉴定试验组阳性的细菌是否为指示菌或是污染所致。

ICS 11.020
C 05

中华人民共和国卫生行业标准

WS/T 367—2012

医疗机构消毒技术规范

Regulation of disinfection technique in healthcare settings

2012-04-05 发布　　　　　　　　　　　2012-08-01 实施

中华人民共和国卫生部　　发布

WS/T 367—2012

前 言

本标准按照 GB/T 1.1—2009 给出的规则起草。

根据《中华人民共和国传染病防治法》制定本标准。

本标准由卫生部医院感染控制标准专业委员会提出。

本标准起草单位：北京大学第一医院、中国疾病预防控制中心、军事医学科学院疾病预防控制所、湖北省卫生厅卫生监督局、浙江省疾病预防控制中心、卫生部医院管理研究所、浙江大学医学院附属第二医院、上海瑞金医院、首都医科大学附属北京朝阳医院、厦门大学附属第一医院。

本标准主要起草人：李六亿、张流波、姚楚水、陈顺兰、班海群、胡国庆、张宇、丁炎明、陆群、钱黎明、刘坤、邢淑霞、任伍爱、巩靖雄、贾会学、褰慧、黄辉萍。

附录4　医疗机构消毒技术规范
（2012年版）

中华人民共和国卫生部

2012—04—05 发布

2012—08—01 正式实施

3　术语和定义

3.1　清洁　cleaning

去除物体表面有机物、无机物和可见污染物的过程。

3.2　清洗　washing

去除诊疗器械、器具和物品上污物的全过程，流程包括冲洗、洗涤、漂洗和终末漂洗。

3.3　清洁剂　detergent

洗涤过程中帮助去除被处理物品上有机物、无机物和微生物的制剂。

3.4　消毒　disinfection

清除或杀灭传播媒介上病原微生物，使其达到无害化的处理。

3.5　消毒剂　disinfectant

能杀灭传播媒介上的微生物并达到消毒要求的制剂。

3.6　高效消毒剂　high-efficacy disinfectant

能杀灭一切细菌繁殖体（所括分枝杆菌）、病毒、真菌及其孢子等，对细菌芽孢也有一定杀灭作用的消毒制剂。

3.7　中效消毒剂　intermediate-efficacy disinfectant

能杀灭分枝杆菌、真菌、病毒及细菌繁殖体等微生物的消毒制剂。

3.8 低效消毒剂 intermediate-efficacy disinfectant

能杀灭细菌繁殖体和亲脂病毒的消毒制剂。

3.9 灭菌 sterilization

杀灭或清除医疗器械、器具和物品上一切微生物的处理。

3.10 灭菌剂 sterilant

能杀灭一切微生物(包括细菌芽孢),并达到灭菌要求的制剂。

3.11 无菌保证水平 sterility assurance level. SAL

灭菌处理后单位产品上存在活微生物的概率。SAL 通示为 10^{-n}。医学灭菌一般设定 SAL 为 10^{-6}。即经灭菌处理后在一百万件物品中最多只允许一件物品存在活微生物。

3.12 斯伯尔丁分类法 E. H. Spaulding classification

1968 年 E. H. Spaulding 根据医疗器械污染后使用所致感染的危险性大小及在患者使用之前的消毒或灭菌要求,将医疗器械分三类,即高度危险性物品(critical items)、中度危险性物品(semi-critical items)和低度危险性物品(non-critical items)。

3.13 高度危险性物品 critical items

进入人体无菌组织、器官、脉管系统,或有无菌体液从中流过的物品或接触破损皮肤、破损黏膜的物品,一旦被微生物污染,具有极高感染风险,如手术器械、穿刺针、腹腔镜、活检钳、心脏导管、植入物等。

3.14 中度危险性物品 semi-critical items

与完整黏膜相接触,而不进入人体无菌组织、器官和血流,也不接触破损皮肤、破损黏膜的物品,如胃肠道内镜、气管镜、喉镜、肛表、口表、呼吸机管道、麻醉机管道、压舌板、肛门直肠压力测量导管等。

3.15 低度危险性物品 non-critical items

与完整皮肤接触而不与黏膜接触的器材,如听诊器、血压计袖带等;病床围栏、床面以及床头柜、被褥疮;墙面、地面、痰盂

（杯）和便器等。

3.16 灭菌水平 sterilization level

杀灭一切微生物包括细菌芽孢，达到无菌保证水平。达到灭菌水平常用的方法包括热力灭菌、辐射灭菌等物理灭菌方法，以及采用环氧乙烷、过氧化氢、甲醛、戊二醛、过氧乙酸等化学灭菌剂在规定条件下，以合适的浓度和有效的作用时间进行灭菌的方法。

3.17 高水平消毒 high level disinfection

杀灭一切细菌繁殖体包括分枝杆菌、病毒、真菌及其孢子和绝大多数细菌芽孢。达到高水平消毒常用的方法包括采用含氯制剂、二氧化氯、邻苯二甲醛、过氧乙酸、过氧化氢、臭氧、碘酊等以及能达到灭菌效果的化学消毒剂在规定的条件下，以合适的浓度和有效的作用时间进行消毒的方法。

3.18 中水平消毒 middle level disinfection

杀灭除细菌芽孢以外的各种病原微生物包括分枝杆菌。达到中水平消毒常用的方法包括采用碘类消毒剂（碘伏、氯已定碘等）、醇类和氯已定的复方、醇类和季铵盐类化合物的复方、酚类等消毒剂，在规定条件下，以合适的浓度和有效的作用时间进行消毒的方法。

3.19 低水平消毒 low level disinfection

能杀灭细菌繁殖体（分枝杆菌除外）和亲脂病毒的化学消毒方法以及通风换气、冲洗等机械除菌法如采用季铵盐类消毒剂（苯扎溴铵等）、双胍类消毒剂（氯已定）等，在规定的条件下，以合适的浓度和有效的作用时间进行消毒的方法。

3.20 有效氯 available chlorine

与含氯消毒剂氧化能力相当的氯量，其含量用 mg/L 或（g/100 ml）浓度表示，

3.21 生物指示物 biological indicator

含有活微生物,对特定灭菌过程提供特定的抗力的测试系统。

3.22　中和剂　neutralizer

在微生物杀灭试验中,用以消除试验微生物与消毒剂的混悬液中和微生物表面上残留的消毒剂,使其失去对微生物抑制和杀灭作用的试剂。

3.23　终末消毒　terminal disinfection

感染源离开疫源地后进行的彻底消毒。

3.24　暴露时间　exposure time

消毒或灭菌物品接触消毒或灭菌因子的作用时间。

3.25　存活时间　survival time,ST

在进行生物指示物抗力鉴定时,受试指示物样本经杀菌因子作用不同时间,全部样本培养均有菌生长的最长作用时间(min)。

3.26　杀灭时间　killing time,KT

在进行生物指示物抗力鉴定时,受试指示物样本经杀菌因子作用不同时间,全部样本培养均无菌生长的最短作用时间(min)。

3.27　D值　D value

在设定的条件下,灭活90%的试验菌所需的时间(min)。

3.28　消毒产品　disinfection product

包括消毒剂、消毒器械(含生物指示物、化学指示物和灭菌物品包装物)和卫生用品。

3.29　卫生用品　sanitary products

为达到人体生理卫生或卫生保健目的,直接或间接与人体接触的日常生活用品。

3.30　菌落形成单位

在活菌培养计数时,由单个菌体或聚集成团的多个菌体在固体培养基上生长繁殖所形成的集落,称为菌落形成单位,以其表达活菌的数量。

4 管理要求

4.1 医疗机构应根据本规范的要求,结合本单位实际情况,制定科学、可操作的消毒、灭菌制度与标准操作程序,并具体落实。

4.2 医疗机构应加强对医务人员及消毒、灭菌工作人员的培训。培训内容应包括消毒、灭菌工作对预防和控制医院感染的意义、相关法律法规的要求、消毒与灭菌的基本原则与知识、消毒与灭菌工作中的职业防护等。

4.3 医疗机构使用的诊疗器械、器具与物品,应符合以下要求:

a)进入人体无菌组织、器官、腔隙,或接触人体破损皮肤、破损黏膜、组织的诊疗器械、器具和物品应进行灭菌;

b) 接触完整皮肤、完整黏膜的诊疗器械、器具和物品应进行消毒。

4.4 医疗机构使用的消毒产品应符合国家有关规定,并应对消毒产品的相关证明进行审核,存档备案。

4.5 医疗机构应保持诊疗环境表面的清洁与干燥,遇污染应及时进行有效的消毒;对感染高风险的部门应定期进行消毒。

4.6 医疗机构应结合本单位消毒灭菌工作实际,为从事诊疗器械、器具和物品清洗、消毒与灭菌的工作人员提供相应的防护用品,保障医务人员的职业安全。

4.7 医疗机构应定期对消毒工作进行检查与监测,及时总结分析与反馈,如发现问题应及时纠正。

4.8 医务人员应掌握消毒与灭菌的基本知识和职业防护技能。

4.9 医疗机构从事清洁、消毒、灭菌效果监测的人员应经过专业培训,掌握相关消毒灭菌知识,熟悉消毒产品性能,具备熟练的检验技能;按标准和规范规定的方法进行采样、检测和评价。清洁、消毒与灭菌的效果监测应遵照附录 A 的规定,消毒试验用试剂和培养基配方见附录 B。

5 消毒、灭菌基本原则

5.1 基本要求

5.1.1 重复作用的诊疗器械、器具和物品,使用后应行清洁,再进行消毒灭菌。

5.1.2 被阮病毒、气性坏疽及突发不明原因的传染病病原体污染的诊疗器械、器具和物品,应执行本规范第 11 章的规定。

5.1.3 耐热、耐湿的手术器械,应首选压力蒸汽灭菌,不应采用化学消毒剂浸泡灭菌。

5.1.4 环境与物体表面,一般情况下先清洁,再消毒;当受到患者的血液、体液等污染时,先去除污染物,再清洁与消毒。

5.1.5 医疗机构消毒工作中使用的消毒产品应经卫生行政部门批准或符合相应标准技术规范,并应遵循批准使用的范围、方法和注意事项。

5.2 消毒、灭菌方法的选择原则

5.2.1 根据物品污染后导致感染的风险高低选择相应的消毒或灭菌的方法:

a) 高度危险性物品,应采用灭菌方法处理;

b) 中度危险性物品,应达到中水平消毒以上效果的消毒方法;

c) 低度危险性物品,宜采用低水平消毒方法,或做清洁处理;遇有病原微生物污染时,针对所污染病原微生物的种类选择有效的消毒方法。

5.2.2 根据物品上污染微生物的种类、数量选择消毒或灭菌方法:

a) 对受到致病菌芽孢、真菌孢子、分枝杆菌和经血传播病原体(乙型肝炎病毒、丙型肝炎病毒、艾滋病病毒等)污染的物品，应采用高水平消毒或灭菌。

b) 对受到真菌、亲水病毒、螺旋体、支原体、衣原体等病原微生物污染的物品，应采用中水平以上的消毒方法。

c) 对受到一般细菌和亲脂病毒等污染的物品，应采用达到中水平或低水平的消毒方法。

d) 杀灭被有机物保护的微生物时，应加大消毒药剂的使用剂量和(或)延长消毒时间。

e) 消毒物品上微生物污染特别严重时，应加大消毒药剂的使用剂量和(或)延长消毒时间。

5.2.3　根据消毒物品的性质选择消毒或灭菌方法：

a) 耐热、耐湿的诊疗器械、器具和物品，应首选压力蒸汽灭菌；耐热的油剂类和干粉类等应采用干热灭菌。

b) 不耐热、不耐湿的物品，宜采用低温灭菌方法如环氧乙烷灭菌、过氧化氢低温等离子体灭菌或低温甲醛蒸汽灭菌等。

c) 物体表面消毒，应考虑表面性质，光滑表面宜选择合适的消毒剂擦拭或紫外线消毒器近距离照射；多孔材料表面宜采用浸泡或喷雾消毒法。

5.3　职业防护

5.3.1　应根据不同的消毒与灭菌方法，采取适宜的职业防护措施。

5.3.2　在污染诊疗器械、器具和物品的回收、清洗等过程中应预防发生医务人员职业暴露。

5.3.3　处理锐利器械和用具，应采取有效防护措施，避免或减少利器伤的发生。

5.3.4　不同消毒、灭菌方法的防护如下：

a) 热力消毒、灭菌：操作人员接触高温物品和设备时应使用防烫的棉手套、着长袖工装；排除压力蒸汽灭菌器蒸汽泄露故障时应进行防护,防止皮肤的灼伤。

b) 紫外线消毒:应避免对人体的直接照射,必要时戴防护镜和穿防护服进行保护。

c) 气体化学消毒、灭菌:应预防有毒有害消毒气体对人体的危害,使用环境应通风良好。对环氧乙烷灭菌应严防发生燃烧和爆炸。环氧乙烷、甲醛气体灭菌和臭氧消毒的工作场所,应定期检测空气中的浓度,并达到国家规定的要求。

d) 液体化学消毒、灭菌:应防止过敏及对皮肤、黏膜的损伤。

6 清洗与清洁

6.1 适用范围

清洗适用于所有耐湿的诊疗器械、器具和物品;清洁适用于各类物体表面。

6.2 清洗与清洁方法

6.2.1 清洗 重复使用的诊疗器械、器具和物品应由消毒供应中心(CSSD)及时回收后,进行分类、清洗、干燥和检查保养。手工清洗适用于复杂器械、有特殊要求的医疗器械、有机物污染较重器械的初步处理以及无机械清洗设备的情况等;机械清洗适用于大部分常规器械的清洗。具体清洗方法及注意事项遵循 WS310.2 的要求。

6.2.2 清洁 治疗车、诊疗工作台、仪器设备台面、床头柜、新生儿暖箱等物体表面使用清洁布巾或消毒布巾擦拭。擦拭不同患者单元的物品之间应更换布巾。各种擦拭布巾及保洁手套应分区域使用,用后统一清洗消毒,干燥备用。

6.3 注意事项

6.3.1 有管腔和表面不光滑的物品,应用清洁剂浸泡后手工仔细刷洗或超声清洗。能拆卸的复杂物品应拆开后清洗。

6.3.2 清洗用水、清洁剂等的要求遵循 WS310.1 的规定。

6.3.3　手工清洗工具如毛刷等每天使用后,应进行清洁、消毒。

6.3.4　内镜、口腔器械的清洗应遵循国家的有关规定。

6.3.5　对于含有小量血液或体液等物质的溅污,可先清洁再进行消毒;对于大量的溅污,应先用吸湿材料去除可见的污染物,然后再清洗和消毒。

6.3.6　用于清洁物体表面的布巾应每次使用后进行清洗消毒,干燥备用。

7　常用消毒与灭菌方法

常用消毒与灭菌方法应遵照附录 C 的规定,对使用产品应查验相关证件。

8　高度危险性物品的灭菌

手术器械、器具和物品的灭菌

8.1.1　灭菌前准备

清洗、包装、装载遵循 WS310.2 的要求。

8.1.2　灭菌方法

8.1.2.1　耐热、耐湿手术器械应首选压力蒸汽灭菌。

8.1.2.2　不耐热、不耐湿手术器械　应采用低温灭菌方法。

8.1.2.3　不耐热、耐湿手术器械　应首选低温灭菌方法,无条件的医疗机构可采用灭菌剂浸泡灭菌。

8.1.2.4　耐热、不耐湿手术器械　可采用干热灭菌方法。

8.1.2.5　外来医疗器械　医疗机构应要求器械公司提供清洗、包装、灭菌方法和灭菌循环参数,并遵循其灭菌方法和灭菌循环参数的要求进行灭菌。

8.1.2.6　植入物　医疗机构应要求器械公司提供植入物的材质、清洗、包装、灭菌方法和灭菌循环参数,并遵循其灭菌方法和灭菌循环参数的要求进行灭菌,植入物灭菌应在生物监测结果合格后放行；紧急情况下植入物的灭菌，应遵循 WS310.3 的要求。

8.1.2.7　动力工具　分气动式和电动式，一般由钻头、锯片、主机、输气连接线、电池等组成。应按照使用说明的要求对各种部件进行清洗、包装与灭菌。

8.2　手术敷料的灭菌

8.2.1　灭菌前准备

8.2.1.1　手术敷料灭菌前应存放于温度 18℃～22℃，相对湿度 35%～70%的环境。

8.2.1.2　棉布类敷料可采用符合 YY/T 0698.2 要求的棉布包装；棉纱类敷料可选用符合 YY/T 0698.2、YY/T 0698.4、YY/T 0698.5 要求的医用纸袋、非织造布、皱纹纸或复合包装袋，采用小包装或单包装。

8.2.2　灭菌方法

8.2.2.1　棉布类敷料和棉纱类敷料应首选压力蒸汽灭菌。

8.2.2.2　符合 YY/T0506.1 要求的手术敷料，应根据材质不同选择相应的灭菌方法。

8.3　手术缝线的灭菌

8.3.1　手术缝线分类　分为可吸收缝线和非吸收缝线。可吸收缝线包括普通肠线、铬肠线、人工合成可吸收缝线等。非吸收缝线包括医用丝线、聚丙烯缝线、聚酯缝线、尼龙线、金属线等。

8.3.2　灭菌方法　根据不同材质选择相应的灭菌方法。

8.3.3　注意事项　所有缝线不应重复灭菌使用。

8.4　其他高度危险性物品的灭菌

应根据被灭菌物品的材质，采用适宜的灭菌方法。

9　中度危险性物品的消毒

9.1　消毒方法

9.1.1　中度危险性物品如口腔护理用具等耐热、耐湿物品，应首选压力蒸汽灭菌，不耐热的物品如体温计（肛表或口表）、氧气面罩、麻醉面罩应采用高水平消毒或中水平消毒。

9.1.2　通过管道间接与浅表体腔黏膜接触的器具如氧气湿化瓶、胃肠减压器、吸引器、引流瓶等的消毒方法如下：

a)耐高温、耐湿的管道与引流瓶应首选湿热消毒；

b）不耐高温的部分可采用中效或高效消毒剂如含氯消毒剂等以上的消毒剂浸泡消毒；

c）呼吸机和麻醉机的螺纹管及配件宜采用清洗消毒机进行清洗与消毒；

d）无条件的医院，呼吸机和麻醉机的螺纹管及配件可采用高效消毒剂如含氯消毒剂等以上的消毒剂浸泡消毒。

9.2　注意事项

9.2.1　待消毒物品在消毒灭菌前应充分清洗干净。

9.2.2　管道中有血迹等有机物污染时，应采用超声波和医用清洗剂浸泡清洗。清洗后的物品应及时进行消毒。

9.2.3　使用中的消毒剂应监测其浓度，在有效期内使用。

10　低度危险性物品的消毒

10.1　诊疗用品的清洁与消毒

诊疗用品如血压计袖带、听诊器等，保持清洁，遇有污染应及时先清洁，后采用中、低效的消毒剂进行消毒。

10.2　患者生活卫生用品的清洁与消毒

患者生活卫生用品如毛巾、面盆、痰盂（杯）、便器、餐饮具等，保持清洁，个人专用，定期消毒；患者出院、转院或死亡进行终末消毒。消毒方法可采用中、低效的消毒剂消毒；便器可使用冲洗消毒器进行清洗消毒。

10.3　患者床单元的清洁与消毒

10.3.1　医疗机构应保持床单元的清洁

10.3.2　医疗机构应对床单元（含床栏、床头柜等）的表面进行定期清洁和（或）消毒，遇污染应及时清洁与消毒；患者出院时应进行终末消毒。消毒方法应采用合法、有效的消毒剂如复合季铵盐消毒液、含氯消毒剂擦拭消毒,或采用合法、有效的床单元消毒器进行清洗和(或)消毒,消毒剂或消毒器使用方法与注意事项等应遵循产品的使用说明。

10.3.3 直接接触患者的床上用品如床单、被套、枕套等,应一人一更换;患者住院时间长时,应每周更换;遇污染应及时更换。更换后的用品应及时清洗与消毒。消毒方法应合法、有效。

10.3.4 间接接触患者的被芯、枕芯、褥子、病床隔帘、床垫等,应定期清洗与消毒;遇污染应及时更换、清洗与消毒。甲类及按甲类管理的乙类传染病患者、不明原因病原体感染患者等使用后的上述物品应进行终末消毒,消毒方法应合法、有效,其使用方法与注意事项等遵循产品的使用说明,或按医疗废物处置。

11 朊病毒、气性坏疽和突发不明原因传染病的病原体污染物品和环境的消毒

11.1 朊病毒

11.1.1 消毒方法

11.1.1.1 感染朊病毒患者或疑似感染朊病毒患者宜选用一次性使用诊疗器械、器具和物品,使用后应进行双层密闭封装焚烧处理。

11.1.1.2 可重复使用的被感染朊病毒患者或疑似感染朊病毒患者的高度危险组织(大脑、硬脑膜、垂体、眼、脊髓等组织)污染的中度和高度危险性物品,可选以下方法之一进行消毒灭菌,且灭菌的严格程度逐步递增:

a)将使用后的物品浸泡于 1 mol/L 氢氧化钠溶液内作用 60 min,然后按 WS310.2 中的方法进行清洗、消毒与灭菌,压力蒸汽灭菌应采用 134 ℃～138 ℃,18 min,或 132 ℃,30 min,或 121 ℃,60 min;

b) 将使用后的物品采用清洗消毒机（宜选用具有杀朊病毒活性的清洗剂）或其他安全的方法去除可见污染物，然后浸泡于 1 mol/L 氢氧化钠溶液内作用 60 min，并置于压力蒸汽灭菌 121 ℃，30 min；然后清洗，并按照一般程序灭菌；

c) 将使用后的物品浸泡于 1 mol/L 氢氧化钠溶液内作用 60 min，去除可见污染物，清水漂洗，置于开口盘内，下排气压力蒸汽灭菌器内 121 ℃灭菌 60 min 或预排气压力蒸汽灭菌器 134 ℃灭菌 60 min，然后清洗，并按照一般程序灭菌。

11.1.1.3 被感染朊病毒患者或疑似感染朊病毒患者高度危险组织污染的低度危险物品和一般物体表面应用清洁剂清洗，根据待消毒物品的材质采用 10 000 mg/L 的含氯消毒剂或 1 mol/L 氢氧化钠溶液擦拭或浸泡消毒，至少作用 15 min，并确保所有污染表面均接触到消毒剂。

11.1.1.4 被朊病毒患者或疑似感染朊病毒患者高度危险组织污染的环境表面应用清洁剂清洗，采用 10 000 mg/L 的含氯消毒剂消毒，至少作用 15 min。为防止环境和一般物体表面污染，宜采用一次性塑料薄膜覆盖操作台，操作完成后按特殊医疗废物焚烧处理。

11.1.1.5 被感染朊病毒患者或疑似感染朊病毒患者低度危险组织（脑脊液、肾、肝、脾、肺、淋巴结、胎盘等组织）污染的中度和高度危险物品，传播朊病毒的风险还不清楚，可参照上述措施处理。

11.1.1.6 被感染朊病毒患者或疑似朊病毒患者低度危险组织污染的低度危险物品、一般物体表面和环境表面可只采取相应常规消毒方法处理。

11.1.1.7 被感染朊病毒患者或疑似感染朊病毒患者其他无危险组织污染的跨度和高度危险物品，采取以下措施处理：

a) 清洗并按常规高水平消毒和灭菌程序处理；

b) 除接触中枢神经系统的神经外科内镜外,其他内镜按照国家有关内镜清洗消毒技术规范处理;

c) 采用标准消毒方法处理低度危险品和环境表面,可采用500～1 000 mg/L 的含氯消毒剂或相当剂量的其他消毒剂处理。

11.1.2　注意事项

11.1.2.1　当确诊患者感染朊病毒时,应告知医院感染管理及诊疗涉及的相应临床科室。培训相关人员朊病毒相关医院感染、消毒处理等知识。

11.1.2.2　感染朊病毒患者或疑似感染朊病毒患者高度危险组织污染的中度和高度危险物品,使用后应立即处理,防止干燥;不应使用快速灭菌程序;没有按正确方法消毒灭菌处理的物品应召回重新按规定处理。

11.1.2.3　感染朊病毒患者或疑似感染朊病毒患者高度危险组织污染的中度和高度危险物品,不能清洗和只能低温灭菌的,宜按特殊医疗废物处理。

11.1.2.4　使用的清洁剂、消毒剂应每次更换。

11.1.2.5　每次处理工作结束后,应立即消毒清洗器具,更换个人防护用品,进行手的清洁与消毒。

11.2　气体坏疽病原体

11.2.1　消毒方法

11.2.1.1　伤口的消毒　采用3%过氧化氢溶液冲洗,伤口周围皮肤可选择碘伏原液擦拭消毒。

11.2.1.2　诊疗器械的消毒　应先消毒,后清洗,再灭菌。消毒可采用含氯消毒剂1 000～2 000 mg/L 浸泡消毒30～45 min,有明显污染物时应采用含氯消毒剂5 000～10 000 mg/L 浸泡消毒≥60 min,然后按规定清洗,灭菌。

11.2.1.3　物体表面的消毒　手术部(室)或换药室,每例感染患者之间应及时进行物体表面消毒，采用 0.5％过氧乙酸或 500 mg/L 含氯消毒剂擦拭。

11.2.1.4 环境表面消毒 手术部（室）、换药室、病房环境表面有明显污染时，随时消毒，采用 0.5％过氧乙酸或 1 000 mg/L 含氯消毒剂擦拭。

11.2.1.5 终末消毒 手术结束、患者出院、转院或死亡后应进行终末消毒。终末消毒可采用 3％过氧化氢或过氧乙酸熏蒸，3％过氧化氢按照 20 ml/m³ 气溶胶喷雾，过氧乙酸按照 1 g/m³ 加热熏蒸，温度 70％～90％，密闭 24 h；5％过氧乙酸溶液按照 2.5 ml/m³ 气溶胶喷雾，温度为 20％～40％。

11.2.1.6 织物 患者用过的床单、被罩、衣物等单独收集，需重复使用时应专包密封，标识清晰，压力蒸汽灭菌后再清洗。

11.2.2 注意事项

11.2.2.1 患者宜使用一次性器械、器具和物品。

11.2.2.2 医务人员应做好职业防护，防护和隔离应遵循 WS/T 311 的要求；接触患者时应戴一次性手套，手卫生应遵循 WS/T 313 的要求。

11.2.2.3 接触患者创口分泌物的纱布、布垫等敷料、一次性医疗用品、切除的组织如坏死肢体等双层封装，按医疗废物处理。医疗废物应遵循《医疗废物管理条例》的要求进行处置。

11.3 突发不明原因传染病的病原体

突发不明原因的传染病病原体污染的诊疗器械、器具与物品的处理应符合国家届时发布的规定要求。没有要求时，其消毒的原则为：在传播途径不明时，应按照多种传播途径，确定消毒的范围和物品；按病原体所属微生物类别中抵抗力最强的微生物，确定消毒的剂量（可按杀光芽孢的剂量确定）医务人员应做好职业防护。

12 皮肤与黏膜消毒

12.1 皮肤消毒

12.1.1 穿刺部位的皮肤消毒

12.1.1.1 消毒方法

12.1.1.1.1 用浸有碘伏消毒液原液的无菌棉球或其他替代物品局部擦拭 2 遍,作用时间遵循产品的使用说明。

12.1.1.1.2 使用碘酊原液直接涂擦皮肤表面 2 遍以上,作用时间 1～3 min,待稍干后再用 70%～80%乙醇(体积分数)脱碘。

12.1.1.1.3 使用有效含量≥2 g/L 氯己定-乙醇(70%,体积分数)溶液局部擦拭 2～3 遍,作用时间遵循产品的使用说明。

12.1.1.1.4 使用 70%～80%(体积分数)乙醇溶液擦拭消毒 2 遍,作用 3 min。

12.1.1.1.5 使用复方季铵盐消毒剂原液皮肤擦拭消毒,作用时间 3～5 min。

12.1.1.1.6 其他方法、有效的皮肤消毒产品,按照新产品的使用说明书操作。

12.1.1.2 消毒范围

肌肉、皮下及静脉注射、针灸部位、各种诊疗性穿刺等消毒方法主要是涂擦,以注射或穿刺部位为中心,由内向外缓慢旋转,逐步涂擦,共 2 次,消毒皮肤面积应≥5 cm×5 cm。中心静脉导管如短期中心静脉导管、PICC、植入式血管通路的消毒范围直径应>15 cm,至少应大于敷料面积(10 cm×12 cm)。

12.1.2 手术切口部位的皮肤消毒

12.1.2.1 清洁皮肤

手术部位的皮肤应先清洁;对于器官移植手术和处于重度

免疫抑制状态的患者,术前可用抗菌或抑菌皂液或 20 000 mg/L 葡萄糖酸氯己定擦拭洗净全身皮肤。

12.1.2.2　消毒方法

12.1.2.2.1　使用浸有碘伏消毒液原液的无菌棉球或其他替代物品局部擦拭 2 遍,作用≥2 min。

12.1.2.2.2　使用碘酊原液直接涂擦皮肤表面,等稍干后再用 70%～80%乙醇(体积分数)脱碘。

12.1.2.2.3　使用有效含量≥2 g/L 氯己定－乙醇(70%,体积分数)溶液局部擦拭 2～3 遍,作用时间遵循产品的使用说明。

12.1.2.2.4　其他合法、有效的手术切口皮肤消毒产品,按照产品使用说明书操作。

12.1.2.3　消毒范围

应在手术野及其外扩展≥15 cm 部位由内向外擦拭。

12.1.3　病原微生物污染皮肤的消毒

12.1.3.1　彻底冲洗。

12.1.3.2　消毒　采用碘伏原液擦拭作用 3～5 min,或用乙醇、异丙醇与氯己定配制成的消毒液等擦拭消毒,作用3～5 min。

12.2　黏膜、伤口创面消毒

12.2.1　擦拭法

12.2.1.1　使用含有效碘 1 000～2 000 mg/L 的碘伏擦拭,作用到规定时间。

12.2.1.2　使用有效含量≥2 g/L 氯己定－乙醇(70%,体积分数)溶液局部擦拭 2～3 遍,作用时间遵循产品的使用说明。

12.2.1.3　采用 1 000～2 000 mg/L 季铵盐,作用到规定时间。

12.2.2　冲洗法

12.2.2.1　使用有效含量≥2 g/L 氯己定水溶液冲洗或漱洗,至冲洗液或漱洗液变清为止。

12.2.2.2　采用 3%(30 g/L)过氧化氢冲洗伤口、口腔含漱,作用到规定时间。

12.2.2.3　使用含有效碘 500 mg/L 的消毒液冲洗,作用到规定时间。

12.2.3　注意事项

12.2.3.1　其他合法、有效的黏膜、伤口创面消毒产品,按照产品使用说明书进行操作。

12.2.3.2　如消毒液注明不能用于孕妇,则不可用于怀孕妇女的会阴部及阴道手术部位的消毒。

13　地面和物体表面的清洁与消毒

13.1　清洁和消毒方法

13.1.1　地面的清洁与消毒　地面无明显污染时,采用湿式清洁。当地面受到患者血液、体液等明显污染时,先用吸湿材料去除可见的污染物,再清洁和消毒。

13.1.2　物体表面的清洁与消毒　室内用品如桌子、椅子、凳子、床头柜等的表面无明显污染时,采用湿式清洁。当受到明显污染时,先用吸湿材料去除可见的污染物,然后再清洁和消毒。

13.1.3　感染高风险的部门地面和物体表面的清洁与消毒　感染高风险的部门如手术部(室)、产房、导管室、洁净病房、骨髓移植病房、器官移植病房、重症监护病房、新生儿室、血液透析病房、烧伤病房、感染疾病科、口腔科、检验科、急诊等病房与部门的地面与物体表面,应保持清洁、干燥,每天进行消毒,遇明显污染随时去污与消毒,地面消毒采用 400～700 mg/L 有效氯的含氯消毒液擦拭,作用 30 min,物体表面消毒方法同地面或采用 1 000～2 000 mg/L 季铵盐类消毒液擦拭。

13.2　注意事项

地面和物体表面应保持清洁,当遇到明显污染时,应及时进行消毒处理,所用消毒剂应符合国家相关要求。

14　清洁用品的消毒

14.1　手工清洗与消毒

14.1.1　擦拭布巾　清洗干净,在 250 mg/L 有效氯消毒剂(或其他有效消毒剂)中浸泡 30 min,冲净消毒液,干燥备用。

14.1.2　地巾　清洗干净,在 500 mg/L 有效氯消毒剂中浸泡 30 min,冲净消毒液,干燥备用。

14.2　自动清洗与消毒

使用后的布巾、地巾等物品放入清洗机内,按照清洗器产品使用说明进行清洗与消毒,一般程序包括水洗、洗涤剂洗、清洗、消毒、烘干,取出备用。

14.3　注意事项

布巾、地巾应分区使用

参考文献

[1] WS310.1—2009《医院消毒供应中心第1部分:管理规范》

[2] WS310.2—2009《医院消毒供应中心第2部分:清洗消毒及灭菌技术操作规范》

[3] WS310.3—2009《医院消毒供应中心第3部分:清洗消毒及灭菌效果监测标准》

[4] WS/T367—2012《医疗机构消毒技术规范》

[5] 卫生部《内镜清洗消毒技术操作规范》2004.

[6] 卫生部《医疗机构口腔诊疗器械消毒技术操作规范》2009.

[7] 刘玉村,梁铭会.医院消毒供应中心岗位培训教程.北京:人民军医出版社,2013.

[8] 冯秀兰,彭刚艺.医院消毒供应中心建设与管理工作指南.广州:广东科技出版社,2011.

[9] 任伍爱,张青.硬式内镜清洗消毒及灭菌技术操作指南.北京:北京科学技术出版社,2012.

[10] 霍孝蓉,宋瑾.医院消毒供应中心(室)知识问答.南京:东南大学出版社,2007.

[11] 赵莉萍.江苏省区域化消毒供应模式运行情况调研报告.中国护理管理,2012,12(3).